reinhardt

mensch & tier

Imke Urmoneit

Pferdgestützte systemische Pädagogik

Mit einem Geleitwort von Arist von Schlippe

Mit 6 Abbildungen

2., durchgesehene Auflage

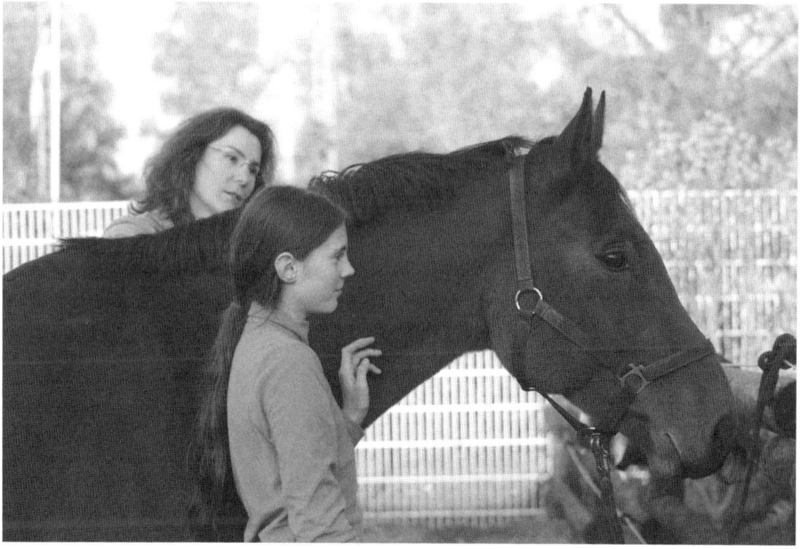

Ernst Reinhardt Verlag München Basel

Dipl.-Sozialpäd. *Imke Urmoneit* ist Systemische Familientherapeutin, Supervisorin und Reit- und Voltigierpädagogin in eigener Praxis für systemische Beratung und Supervision in Lörrach.

Bibliografische Information der Deutschen Nationalbibliothek

Die Deutsche Nationalbibliothek verzeichnet diese Publikation in der Deutschen Nationalbibliografie; detaillierte bibliografische Daten sind im Internet über <http://dnb.d-nb.de> abrufbar.

ISBN 978-3-497-02546-6 (Print)
ISBN 978-3-497-60213-1 (E-Book)

2. Auflage

Printed in Germany
Zeichnung auf S. 8 von Heike Bonk
Satz: FELSBERG Satz & Layout, Göttingen

Ernst Reinhardt Verlag, Kemnatenstr. 46, D-80639 München
Net: www.reinhardt-verlag.de E-Mail: info@reinhardt-verlag.de

Inhalt

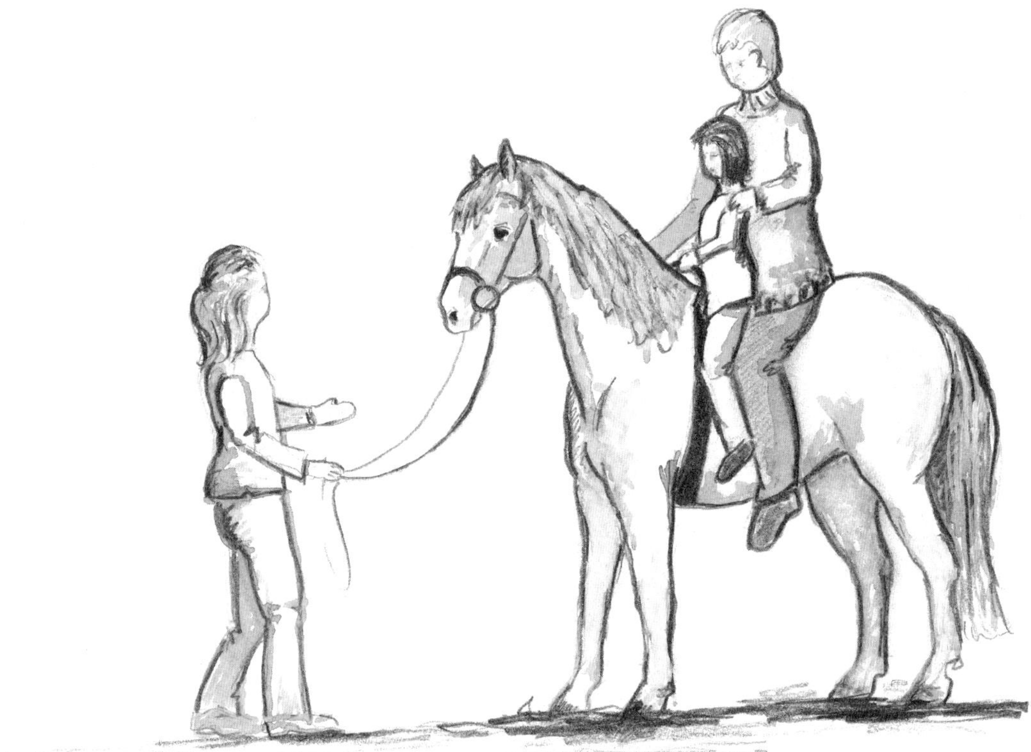

Geleitwort

Es ist schon viele Jahre her, da fragte mich eine Kollegin im Rahmen ihrer familientherapeutischen Ausbildung am Weinheimer Institut (IFW), ob sie eine Supervisionssitzung mit einer Beratungsklientin in der Reithalle abhalten könne. So sehr mich dieses Anliegen damals verwunderte, so neugierig machte es mich auch – und da Klientin und Gruppe einverstanden waren, die Möglichkeiten zu erproben, die in diesem Setting liegen könnten, gab es keine Einwände. Wir erlebten eine Beratung, in der die systemische Therapeutin und ihre Klientin gemeinsam auf dem Pferd, mit dem Pferd und ohne dieses experimentierten.

Besonders bewegend waren verschiedene Skulpturen, die die Klientin stellte, indem die Mitglieder der Supervisionsgruppe die Rolle bedeutsamer Figuren aus ihrer Herkunftsfamilie einnahmen. Denn in diese Bilder war das Tier auf eine besondere Weise mit einbezogen (natürlich ohne explizit eine „Rolle" zugewiesen bekommen zu haben). Mit Erstaunen verfolgte ich, wie das Pferd den Beratungsprozess intuitiv und auf eindrückliche Weise begleitete, zwischen teilnahmslosem Stehen am Rand bei spannungsfreien Momenten und deutlicher, bezogener Aktivität bei kritischen Szenen. So ging das imposante, große Tier bei einer konfrontativen Szene zwischen der Klientin und ihrem Vater mitten durch die Skulptur, genau zwischen dem Rollenspiel-Vater und der Tochter hindurch, was die Situation deutlich entschärfte.

Für die Klientin war es ein wichtiger Moment, hier die „Hilfe" eines anderen Lebewesens erfahren zu haben, das offenbar die Spannung des Moments genau gespürt hatte. Zudem war es jedoch auch eine ziemliche Mutprobe für alle nicht mit Pferden vertrauten Gruppenteilnehmern (zu denen auch ich gehörte). Die Stunde hat mich sehr beeindruckt und ist mir in bleibender, lebendiger Erinnerung. Bis dahin war mir das therapeutische Reiten nur aus der Arbeit mit Menschen mit Behinderungen ein Begriff und die Idee, dass über den Kontakt mit dem Pferd die Wahrnehmung des eigenen Körpers und seine Koordinationsfunktionen besser integriert werden können, war für mich schlüssig und nachvollziehbar. Doch die Erfahrung, dass es auch möglich ist, ein Pferd im Kontext systemischer Praxis als aktiven Akteur mit in ein Beratungsgeschehen einzubeziehen, war mir neu. Ich erlebe sie bis heute als reizvolle Herausforderung – und als eben diese Kollegin mich nun fragte, ob ich für ihr Buch ein Geleitwort schreiben könnte, habe ich daher besonders gern zugestimmt.

Das, was vor Jahren als Experiment begann, hat Imke Urmoneit im Laufe der Zeit konsequent weiterverfolgt und vertieft. Entstanden ist ein Werk, das in der Praxis tief verankert ist und eine jahrelange Erfahrung widerspiegelt: Therapeutische, pädagogische und Beratungsprozesse werden anhand sehr unterschiedlicher Fallbeispiele lebendig beschrieben, zugleich aber werden auch auf überzeugende Weise theoretische Überlegungen über die Wirkmechanismen angestellt, die dem Geschehen zugrunde liegen. Es wird immer wieder gezeigt, wie die affektspezifische Logik aussieht, die die Erfahrungen der Akteure begleitet und eben mehr ist als nur ein „nettes Spiel", sondern eine komplexe Erfahrung, die sich auch in neurophysiologischen Prozessen niederschlägt.

Was mich bei der Lektüre besonders beschäftigt hat, ist die Bedeutung eines „Dritten", auf das sich Beraterin und Klient oder Klientin gemeinsam beziehen können. Jedes Beziehungssystem – und damit auch ein dyadisches – braucht ein Drittes, auf das es sich beziehen kann, um sich als soziales System zu konstituieren. In der systemischen Theorie wird unter diesem Gesichtspunkt „das Problem" oft auf eine besondere Weise verstanden. Es wird darauf geachtet, wie sich um „das Problem" herum ein „Problemsystem" entwickelt hat, das durch problembezogene Kommunikationen gekennzeichnet ist – und paradoxerweise manchmal auch gerade das Problem, das es so energisch bekämpft, stabilisiert. Problemsysteme können dann sehr stabil sein, bedauerlicherweise sind sie oft mit negativen Gefühlen für alle Beteiligten verbunden, weil kritische Kommunikationsmuster immer wieder durchlaufen werden.

Das Pferd bietet hier ein neues derartiges „Drittes". Ein ungewöhnlicher Kontext entsteht. Er ist durch die Möglichkeit gekennzeichnet, sich gemeinsam auf einen Fokus zu beziehen, der nicht belastet ist und der so eine Musterunterbrechung und mit ihr den Übergang in ein anderes Sozialsystem erleichtern kann. Wie anders ist ein Kontakt, in dem sich etwa der kleine Felix (das erste Praxisbeispiel) gemeinsam mit der Beraterin unterhält, während beide das Pferd putzen, im Vergleich zu einem Kontakt, wo das „Dritte", auf das Beide Bezug nehmen, vielleicht sein Problem ist („Weißt du, warum du hier bist?", „Wie lange hast du das Problem schon?" usw.)?

Das neu entstehende Sozialsystem, das Pädagogin, Kind und Pferd umfasst, ermöglicht einen Experimentierraum, in dem das Kind ganz neue Erfahrungen machen kann, die insbesondere dadurch Wirkung entfalten, dass das Dritte auch noch ein aktives, auf seine Weise „antwortendes" Lebewesen ist. Dadurch können neue affektlogische Schemata verinnerlicht werden, die mit entsprechenden neurobiologischen Umstrukturierungen einhergehen. Diese – und das ist schon lange bekannt – vertiefen sich mit der Zahl und Intensität der Erfahrungen: Das neu entstehende „Straßennetz" im Gehirn wird dichter und zugleich wächst das Vertrauen in die eigene Kraft und in die Fähigkeit, in kritischen Situationen bestehen zu können.

Es ist vielleicht auch kein Zufall, dass sich Pferde besonders gut dafür eignen, Menschen zu solchen neuen Erfahrungen zu verhelfen. Zum einen sind sie beeindruckend in ihrer Größe und Kraft, zum anderen sind sie keine Raubtiere, sondern als Herden- und Fluchttiere auf Sicherheit und Kooperation ausgerichtet. Sie sehen daher in dem lebendigen Gegenüber nie die potentielle Beute, sondern prüfen jeweils, ob und wie sie zu ihm eine vertrauensvolle Beziehung aufbauen können. Ihre Fähigkeit, sich in Herden zu organisieren, versieht sie zugleich mit einem intuitiven Wissen über soziale Dynamiken, das man sich in der beraterischen Praxis zunutze machen kann. Sie spüren die Situationen auf, in denen sie sich wohlfühlen können und organisieren ihre sozialen Interaktionen um diese Fragen herum.

Die in diesem Buch ausführlich beschriebenen Chancen, die sich ergeben, wenn Menschen in Not neben einer hilfreichen pädagogisch-therapeutischen Beziehung ein „Drittes" angeboten wird, das den Beratungskontakt mit hoher Intensität und Dichte versorgt, geben zahlreiche Anstöße zur Weiterentwicklung der eigenen Praxis. Natürlich werden es vor allem Menschen lesen, denen die Arbeit mit dem Pferd vertraut ist bzw. die sich damit vertraut machen wollen. Doch ich sehe das Buch auch für andere Leserkreise als interessant an. Die Möglichkeiten, die aus der Hineinnahme eines dritten Elements in den Beratungsdialog entstehen können, können für alle Personen, die im Kontext von Beratung, Pädagogik oder Therapie tätig sind, bereichernd sein. Und so wünsche ich diesem Buch eine große und vor allem begeisterte Leserschaft.

Witten/Osnabrück, im Herbst 2012
Arist von Schlippe

Vorwort

Das Zusammenleben mit Tieren und insbesondere der Umgang mit Pferden als Sport- und Freizeitpartner prägten meine Kindheit. Schon früh entwickelte ich Neugierde für die Frage, wie Menschen ihr Zusammenleben organisieren und warum dies gut gehen kann oder aber leider oftmals auch mit viel Leid verbunden ist. Mein Interesse für die Dynamiken in Systemen und die Arbeit mit Pferden kann ich heute in meiner beruflichen Tätigkeit miteinander verbinden.

Mit dem Einsatz des Pferdes in der pädagogischen Arbeit kam ich erstmals im Rahmen eines Praktikums bei Antonius Kröger in Berührung. Claudia Pauel begleitete meine ersten eigenen Schritte im Therapeutischen Reiten während meines Anerkennungsjahrs im „Zentrum für Therapeutisches Reiten e.V." in Köln-Porz. Beide gaben ihr Wissen an mich weiter, setzten sich mit meinen Fragen auseinander und unterstützten mich in meinem Bestreben, ein eigenes berufliches Selbstverständnis aufzubauen.

Durch die Weiterbildung in der systemischen Familientherapie erhielt ich erste Antworten auf die Frage, wie ich mir einen Zugang zum System der Klienten erschließen und auf ihre Systemdynamik Einfluss nehmen kann. Im Rahmen meiner Praxis habe ich schließlich über viele Jahre hinweg beide Elemente – die Arbeit mit dem Pferd und die systemische Pädagogik und Beratung – miteinander verbunden.

Acht Jahre konnte ich meine Erfahrungen durch die Leitung von Weiterbildungen für das „Deutsche Kuratorium für Therapeutisches Reiten e.V." weitergeben. Für die Entwicklung meines Konzepts einer pferdegestützten systemischen Pädagogik war der fachliche Austausch mit dem Lehrteam von unschätzbarem Wert. Aber auch die Teilnehmer und Teilnehmerinnen der Weiterbildung haben mich durch ihre Fragen und Erfahrungen immer wieder angeregt, meine Vorstellungen zu überdenken. Den wohl größten Einfluss auf die Entwicklung des Konzepts hatten jedoch die Klienten und Klientinnen, die ich auf ihrem Entwicklungsweg begleiten durfte und die mich immer wieder vor neue Herausforderungen stellten.

Basierend auf meinen beruflichen Qualifikationen ergibt sich für meine Arbeit ein individualpädagogischer Ansatz, in dem systemische Konzepte handlungsleitend sind. Sowohl Kindern und Jugendlichen als auch Erwachsenen biete ich einen Erfahrungsraum an, in dem sie ihre Handlungs-, Beziehungs- und Reflexionskompetenzen erweitern können und lernen, auf ihr Verhalten Einfluss zu nehmen. Die Frage, welche Auswirkungen bei Veränderungen in ihrem sozialen Kontext zu erwarten sind, dient der Verankerung des Erlernten im Alltag. Ziel ist dabei eine selbstbestimmte und im gesellschaftlichen Rahmen verantwortungsvolle Lebensführung und Beziehungsgestaltung.

Die eigene Haltung und die Reflexion der pädagogischen Interventionen bilden die Basis des Konzepts der pferdegestützten systemischen Pädagogik. Als roter Faden ziehen sich die Darstellung der theoretischen Grundlagen, die Beschreibung von Fallbeispielen und die sich daran anschließende Reflexion des Prozesses durch das Buch. Bei der Auswahl der Fallbeispiele habe ich darauf geachtet, unterschiedliche Settings und Zielgruppen vorzustellen, um so dem großen Spektrum des Arbeitsfeldes gerecht zu werden. Um die Klienten und Klientinnen zu schützen, wurden die Namen und gegebenenfalls einige Eckdaten zu den Familien verändert. Da überwiegend Frauen Pferde in pädagogischen Kontexten einsetzen, habe ich mich dazu entschieden, im Folgenden lediglich die weibliche Form für die in diesem Bereich Tätigen zu verwenden. Männliche Kollegen dürfen sich hierbei selbstverständlich gleichermaßen angesprochen fühlen. Bei der Klientel wechseln sich, abgestimmt auf die Fallbeispiele, die weibliche und männliche Form ab. Im Fall von Verallgemeinerungen wird zugunsten einer besseren Lesbarkeit die männliche Form bevorzugt.

Im ersten Kapitel führt ein Fallbeispiel in das Schwerpunktthema des Buches ein. Die Erkenntnisse der Neurobiologie und ihre Anschlussfähigkeit an systemische Erklärungsmodelle haben mich dazu bewogen, das Fallbeispiel in theoretische Grundlagen zu neurobiologischen Prozessen einzubetten. Felix' Verhalten wird dadurch nachvollziehbar und meine pädagogischen Interventionen werden begründbar. Für die Weiterentwicklung pädagogischer Konzepte wird die Bezugnahme auf wissenschaftliche Erkenntnisse der Neurobiologie außerdem zukünftig von immer größerer Bedeutung sein.

Das daran anschließende zweite Kapitel umreißt die Grundlagen der systemischen Pädagogik und Beratung. Das Menschenbild, die damit verbundene Haltung sowie die Auswirkungen der Interventionen stehen im Mittelpunkt der Betrachtung. Die systemische Perspektive beinhaltet nicht nur die

Beachtung der Dynamiken zwischen den Sozialpartnern. Auch das innere Erleben des Klienten ist als ein integraler, systemisch angelegter Interaktionsprozess zu verstehen.

Daher wendet sich das dritte Kapitel der Frage zu, wie Menschen ihr Verhalten über die Wahrnehmung, das Denken, Fühlen und Sichbewegen organisieren. Fallbeispiele verdeutlichen, dass die Betrachtung der einzelnen Bausteine der menschlichen Selbstorganisation eine auf den Klienten abgestimmte Begleitung von Entwicklungsprozessen ermöglicht.

Das vierte Kapitel widmet sich ausführlich der Ausgestaltung der pädagogischen Rolle. Die Wahrnehmung der Rollenverantwortung durch die Pädagogin hat großen Einfluss auf die Gestaltung pädagogischer Angebote. Das von Antonius Kröger entwickelte Konzept der sachorientierten Partnerschaft sowie die Ergänzung und Erweiterung durch systemische Elemente bilden dafür die Grundlage.

Daran schließt sich die Betrachtung der Rolle des Pferdes in ihren vielfältigen Aspekten an (Kap. 5). Im Mittelpunkt steht die Frage, welche Gemeinsamkeiten und Unterschiede sich zwischen Menschen und Pferden herausbilden und wie diese in pädagogischen Prozessen genutzt werden. Das Pferd kann seine Wirkung nur entfalten, wenn mir seine Ressourcen bewusst sind und ich diese in der Prozessgestaltung in den Vordergrund stelle. Im sechsten Kapitel werden die Aspekte der einzelnen Rollen dann hinsichtlich ihrer Bedeutung im Beziehungsdreieck beleuchtet.

In der systemischen Arbeitsweise werden durch die Klärung des Auftrags entscheidende Weichen für den Prozessverlauf gestellt. Dieser Grundsatz gilt ebenso für die Arbeit am Pferd, sodass dieses Thema in einem eigenen Kapitel (Kap. 7) ausführlich dargestellt wird. Daran schließen sich Ausführungen zur Gestaltung des Settings, insbesondere hinsichtlich der Einbindung der Familie oder von Teilen der Familie, an (Kap. 8).

Das Buch schließt mit einer Zusammenstellung von zehn Bausteinen der pferdegestützten systemischen Pädagogik (Kap. 9) und einem Ausblick (Kap. 10) ab. Dabei habe ich versucht, die Vielfalt in ihrer Komplexität zu reduzieren, sodass Kolleginnen sich eingeladen fühlen, Elemente in ihre Arbeit zu integrieren.

Mir ist es ein Anliegen, die Anschlussfähigkeit der pädagogischen Arbeit mit Pferden an andere Schulen und Konzepte zu erreichen. Nur über diese Vernetzung und den damit verbundenen Transfer von Wissen werden eine fachliche Anerkennung und Kostenübernahme zu erreichen sein. Dafür ist es notwendig, die Prozesse in der pferdegestützten systemischen Pädagogik transparent und fachlich fundiert zu beschreiben, sodass auch für Kolleginnen anderer Fachbereiche das professionelle Handeln nachvollziehbar wird.

Die Vorläufigkeit von Konzepten und die Notwendigkeit der Bereitschaft, eigene Ideen kritisch zu hinterfragen, sind mir bewusst. Mein pädagogisches Handeln transparent zu machen, es zu begründen und damit einen Impuls für den interdisziplinären Austausch beizusteuern, ist ein Anliegen dieses Buches. Ich hoffe, meine Ideen laden Sie ein, auszuprobieren, zu verändern, zu reflektieren, Ideen weiterzuentwickeln und die Auseinandersetzung zu suchen.

Lörrach, im Herbst 2012
Imke Urmoneit

1 Begleitung von Veränderungsprozessen aus neurobiologischer Sicht

Alle menschlichen Lebensäußerungen organisieren sich über neurobiologische Prozesse im Gehirn. Informationen werden im Gehirn strukturiert, miteinander in Beziehung gesetzt und gespeichert. Erst diese Prozesse versetzen das Lebewesen in die Lage, komplexe Kompetenzen aufzubauen. Um diese Vorgänge zu unterstützen und das darin enthaltene Potenzial auszuschöpfen, benötigt der Mensch angemessene Beziehungsangebote. Neben zwischenmenschlichen Beziehungen eröffnen Interaktionen mit Tieren ebenfalls Chancen, Kompetenzen aufzubauen und zu erweitern.

Die Erkenntnisse der Neurobiologie werden in den nächsten Jahren erheblichen Einfluss auf die Weiterentwicklung pädagogischer Konzepte nehmen. Schon kurze Einblicke in die neurobiologischen Grundlagen verdeutlichen die Praxisrelevanz für die Auswahl und Reflexion von Interventionen.

Entfaltung des Entwicklungspotenzials

Lange Zeit gingen die Neurobiologen davon aus, dass die Gene alle Informationen sowie den Bauplan zur individuellen Entwicklung eines Menschen enthalten und somit die Persönlichkeit und das Entwicklungspotenzial größtenteils genetisch festgelegt sind. Damit war die Vorstellung verbunden, dass Rahmenbedingungen und zwischenmenschliche Beziehungen auf das Gehirn nur geringen Einfluss ausüben und Ausfälle von Gehirnzellen (Neuronen) mit einem unwiederbringlichen Verlust von Fähigkeiten verbunden sind (Hüther 2009).

Heute basiert der Forschungsstand auf der Annahme, dass sich die Entwicklung des menschlichen Gehirns mit einem dynamischen Modell erklären lässt (Hüther 2009). Durch das genetische Programm wird das Rohmaterial zur Verfügung gestellt, nicht jedoch eine Arbeitsanweisung, die vorgibt, wie die einzelnen Neuronen ihre Vernetzung organisieren müssen, damit komplexe Leistungen möglich werden. Erst durch den Impuls von außen wird ein Neuron im Gehirn angeregt und beginnt, mit dem angrenzenden Neuron über chemische Botenstoffe zu kommunizieren. Es kommt zu einem wechselseitigen Austausch von Botenstoffen und somit zu einer gegenseitigen Aktivierung.

Nur durch diese synaptische Übertragung (Kommunikation) wird das Neuron ausreichend angeregt, um seine Vernetzungsmuster zu erweitern. Die Kommunikationsprozesse zwischen den Neuronen laufen abhängig von den Reizen der Umgebung (Rahmenbedingungen) in millionenfacher Weise ab und machen in der Summe Lernen und Veränderung aus. Die Neuronen, die nicht durch Impulse stimuliert werden, vernetzen sich nicht und sterben letztendlich ab (Hüther 2007; 2009). Für die Ausschöpfung des Entwicklungspotenzials ist nicht die Anzahl der Neuronen von entscheidender Bedeutung, sondern die Bereitstellung von angemessenen Herausforderungen in Halt gebenden Beziehungen.

Gene und impulsgebende Rahmenbedingungen befinden sich in einer gegenseitigen Abhängigkeit, die mit dem Begriff der „strukturellen Kopplung" bezeichnet wird. Das Entwicklungsprinzip der strukturellen Kopplung basiert auf der Annahme, dass durch die lebenslange Plastizität des Gehirns eine optimale Anpassung an die vorgefundenen Rahmenbedingungen möglich ist. Was auf den ersten Blick positiv aussieht, bedeutet jedoch, dass sich insbesondere Kinder auch an nicht adäquate Erfahrungs- und Beziehungsangebote anpassen. Dem Gehirn fehlen in den ersten Lebensjahren Verarbeitungsformen im frontalen Kortex, die für das bewusste Denken, die Reflexion und Bewertung zuständig sind. Kinder passen folgiich z. B. ihre Fähigkeiten an das Erleben von körperlicher oder emotionaler Gewalt an, ohne die Idee zu entwickeln, dass ihnen Unrecht widerfährt.

EXKURS

Der Aufbau des menschlichen Gehirns

Der entwicklungsgeschichtlich älteste Teil des Gehirns, das Stammhirn, beinhaltet die Regelkreise zur Steuerung der körperlichen Prozesse wie z. B. der Instinkte, Reflexe und des vegetativen Zentrums (Atmung, Herz-Kreislauf-

System, Verdauung). Dieser Teil des Gehirns formt sich bereits vorgeburtlich weitestgehend aus. Doch auch Nervenregionen, die nicht mehr zum Gehirn zählen, übernehmen wichtige Aufgaben bei der Steuerung körperlicher Prozesse. So ist beispielsweise das Vagussystem an der Regulation des Tonus und des Aufmerksamkeitsniveaus beteiligt.

Oberhalb des Stammhirns ist das limbische System angesiedelt. Diese Hirnregion leitet aus Umweltinformationen die Bedeutung für den Organismus ab. Damit beantwortet es die Frage, ob die Auswirkungen eines Außenreizes als hilfreich oder gefährlich einzustufen sind. Im limbischen System sind die Steuerung der Affekte sowie die Möglichkeit, Ausdrucksverhalten zu zeigen, verortet. Auf der Grundlage dieser unbewusst ablaufenden Bewertung und der Entwicklung von Affekten lenkt das limbische System die Funktionen des Stammhirns. So fungiert es als organisierende Metaebene, die für eine Anpassungsleistung des Körpers sorgt. Zusätzlich ist das limbische System für eine Kopplung von Prozessen zwischen unterschiedlichen Hirnregionen zuständig.

Über das limbische System wölbt sich die Großhirnrinde (Kortex), die bewusste Leistungen wie z.B. willkürliche Bewegungen, Sprache, Handlungsplanung, analytisches Denken (Kosten-Nutzen-Analyse) und bewusstes Erleben ermöglicht. Der Kortex ist somit für die Entwicklung des Selbstbildes und der Selbstwirksamkeit, der Entwicklung von zielgerichteter Motivation und von emotionalen und sozialen Kompetenzen von entscheidender Bedeutung. Ohne den Aufbau von Mustern im Kortex verfügt der Mensch nicht über Möglichkeiten, sein Handeln bewusst zu reflektieren. Diese Gehirnregion verfügt über die größte Plastizität und ermöglicht dem Menschen durch die bewusste Bewertung von Situationen lebenslanges Lernen. Lernen und die Umgestaltung von Mustern sind auch nach der Adoleszenz noch möglich, dafür braucht es jedoch besondere Rahmenbedingungen, die vor allem Lernmotivation erzeugen.

Das Stammhirn und das limbische System sind dem Bewusstsein nicht zugänglich und können somit auch im pädagogischen Kontext nicht willentlich beeinflusst werden. Willentlich beeinflussbar ist der Kortex. Als Metasystem für das limbische System übernimmt der Kortex bremsende Funktionen (Impulskontrolle), sodass wir den unbewussten Bewertungen des limbischen Systems nicht ausgeliefert sind. Der Organismus organisiert autonom und größtenteils unbewusst, welche Gedanken, Gefühle und Körperbewegungen ein Reiz auslöst. Reflektieren wir eine Situation bewusst, gibt der Kortex das Ergebnis als Information an das limbische System weiter und steuert somit die Affekte, die aktiviert wurden. Stellen wir beispielsweise fest, dass keine Gefahr droht, kann die Reaktion des limbischen Systems, die wir in Form von

Angst spüren, angehalten werden. Daraus ergibt sich wiederum eine Einwirkung auf das Stammhirn. Unsere Atmung beruhigt sich und die Pulsfrequenz sinkt.

Literaturtipp

Ausführliche Darstellungen bei Cozolino 2007.

FALLBEISPIEL

Felix – Entfaltung seines Potenzials unter erschwerten Bedingungen

Felix (5 Jahre) wird aufgrund von tiefgreifenden Entwicklungsstörungen in meiner Praxis angemeldet. Die Eltern berichten, dass die Schwangerschaft problematisch verlaufen sei. Zudem hätten sich Felix' Fontanellen (Spalten zwischen den einzelnen Schädelplatten, die sich beim Neugeborenen noch nicht durch Verknöcherung geschlossen haben und so eine Dehnung des Schädels beim Ausreifen des Gehirns ermöglichen) zu früh geschlossen, sodass er zahlreiche Operationen, Krankenhausaufenthalte und damit auch Trennungen von Bezugspersonen hinter sich habe.

Er wird mir als unsicheres Kind beschrieben, das sich nicht von seiner Mutter trenne. Er könne eigene Bedürfnisse nur schwer aufschieben, gehe kaum Kontakt mit anderen Kindern ein und sei motorisch unruhig. Positiv erwähnen die Eltern, dass er wissbegierig sei, sehr genau beobachte und sich alles merke. Außerdem verfüge er über einen besonderen „Charme", womit er sich Aufmerksamkeit beschaffe, die er aber nicht für das Eingehen eines wirklichen Kontakts nutze. Die Eltern sorgen sich, da Felix in knapp eineinhalb Jahren eingeschult wird. Ihre größte Befürchtung besteht darin, dass Felix den Kontakt zu Lehrern und Kindern verweigern, sich durch sein „Clown-Verhalten" in den Mittelpunkt spielen und seine motorische Unruhe ein aufmerksames Folgen des Unterrichts unmöglich machen könnte. Der behandelnde Kinderpsychiater benennt als Ziele: die Ablösung von der Mutter, den Aufbau adäquater Sozialkontakte und die Minimierung der motorischen Unruhe.

Felix hatte in den ersten Lebensjahren Erfahrungen gemacht, die mit einer hohen emotionalen Beteiligung einhergingen und für deren Bewältigung er aufgrund seines Alters nicht auf die erforderlichen Kompetenzen zurückgreifen konnte. Daher ging ich davon aus, dass Felix viele seiner als „schwierig" beschriebenen Verhaltensmuster fest gebahnt hatte. Die Begleitung seines Veränderungsprozesses würde Zeit und Geduld erfordern.

Aufbau von Mustern – die Macht der Gewohnheit

Treffen wir in unserem Leben immer wieder auf ähnliche Situationen, Begegnungen und Abläufe (Reize) und sind diese Reize mit einer hohen emotionalen Beteiligung (Freude, Angst, Wut, Trauer) verbunden, wird die Impulsverarbeitung in Form von festen Verbindungen zwischen den Neuronen besonders stabil verankert. Es bilden sich Muster im Gehirn aus. Diese dienen dazu, Reize nicht mehr durch den Aufbau einer neuen Verbindung zwischen den Neuronen mühevoll verarbeiten und beantworten zu müssen, sondern über eine Vorlage für die Reizverarbeitung zu verfügen.

„Bei völliger Nichtaktivierung werden existierende neuronale Verbindungen erstaunlich schnell geschwächt. Die frei werdenden Hirnareale werden umgehend für andere Zwecke verwendet. Umgekehrt führen intensive wiederkehrende Einflüsse, die immer wieder dieselben Synapsen aktivieren, mit der Zeit nicht nur zu funktionellen, sondern auch zu strukturellen Veränderungen in den betreffenden Hirnarealen. Diese durch Bahnung entstandenen strukturellen Veränderungen gewährleisten eine dauerhaft erhöhte synaptische Übertragungsbereitschaft. Die gebahnten Prozesse laufen immer leichter ab und werden allmählich automatisiert" (Grawe 2004, 139).

Stößt ein Reiz nicht auf ein passendes Muster, beginnt das Gehirn ein ähnliches Muster zu suchen und dieses so zu verändern, dass der neue Reiz eingepasst werden kann. Reize, für die kein auch nur annähernd passendes Muster gefunden wird, sind nicht wirklich integrierbar. Es kommt zu Unsicherheit, Angst und der Suche nach Sicherheit (z. B. bei einer vertrauten Person oder durch die Ausschaltung der Reizwahrnehmung), um die Kontrolle wiederzugewinnen.

Unser Gehirn ist ein Anknüpfungsorgan. Es setzt Reize dann ohne Irritation miteinander in Beziehung, wenn diese Reize an bereits bestehende Erfahrungen anknüpfen. Durch den Aufbau von Mustern wird die Voraussetzung geschaffen, komplexe Abläufe wie z. B. Bewegungen, Lesen oder die Art der Kontaktaufnahme zu automatisieren. Viele unserer alltäglichen Handlungen rufen wir so ohne bewusstes Nachdenken durch integrale Muster auf der kognitiven, emotionalen und motorischen Ebene ab.

Dieses sinnvolle biologische Prinzip führt dann zu Problemen, wenn für störendes, nicht mehr als sinnvoll erlebtes Verhalten sehr stabile Muster angelegt wurden, die automatisiert ablaufen. Der Mensch handelt in vertrauter Weise, erlebt sein Handeln aber nicht mehr als sinnvoll und kann es nur schwer stoppen. Für eine effiziente Alltagsbewältigung, in Gefahrensituationen, in denen schnelles Handeln notwendig ist, und für die Filterung von Wichtigem und Unwichtigem braucht es eine Begrenzung der Möglichkeiten durch Automatisierung. Ein Zuviel an Effizienz bedeutet jedoch eine Einschränkung der Möglichkeiten und eine erschwerte Anpassung an neue Herausforderungen. Für das Erlernen neuer Verhaltensweisen benötigt der Mensch eine Balance zwischen Anknüpfung an bestehende Erfahrungen und Herausforderungen, die groß genug sind, um eine automatisierte Beantwortung zu verhindern.

Dabei gilt es zu beachten, dass das Einüben neuer Kompetenzen in einer Stunde pro Woche nicht ausreicht, um neue Muster ausreichend zu bahnen. Um einen Lernprozess effektiv zu rahmen, bedarf es eines Transfers der Lernsituationen in den Alltag der Menschen.

Bindung und Autonomie

Bowlby (2010) beschäftigt sich in der Bindungstheorie mit der Frage, welche Auswirkungen gelingende oder von Irritationen geprägte emotionale Beziehungen zwischen Eltern und Kindern in den ersten Lebensjahren auf die Entwicklung der Kinder haben. Er erachtet eine sichere Bindung als wichtige Grundlage, damit das Kind später ein angemessenes Explorationsverhalten zeigen kann.

Auch Hüther (2007) hält Bindung und Autonomie für die grundlegenden Erfahrungen des Menschen, die schon vorgeburtlich verankert werden. Durch die vielfältigen Lebensvollzüge der Mutter (z. B. Bewegung, Nahrung, Emotionen) erhält der Embryo Impulse, die ihn auf der Grundlage der festen Bindung über die Nabelschnur und das Getragenwerden wachsen lassen. Das Wachstum basiert dabei immer stärker auf Impulsen und Verknüpfungen, die der Embryo nicht nur von außen aufnimmt, sondern autonom erzeugt. Schon zu Beginn des Lebens werden Verbundenheit (Bindung) und eigenständiges Wachstum (Autonomie) als grundlegende Zielsetzungen des Lebens in Form von Mustern im Gehirn angelegt.

Bei der Weiterführung dieser Erfahrungen nach der Geburt des Kindes baut uns die Natur eine Brücke. Der Klang der Stimme, der Geruch der Mutter und ihr Herzschlag sind dem Kind vertraut und sorgen dafür, dass das Gefühl der Verbundenheit nicht abreißt. Auch Autonomie und die Erfahrung von

Selbstwirksamkeit werden sofort nach der Geburt thematisiert, indem z. B. das Kind die Brustwarzen der Mutter aktiv suchen muss. Aufgabe des Bezugssystems ist es, das Kind zu unterstützen, diese beiden Fähigkeiten im Kontakt mit anderen Personen auszubauen. Dem Vater kommt hier eine besondere Bedeutung zu, da er in der Regel die erste Bezugsperson ist, auf die das Kind die Bindungs- und Autonomieerfahrungen überträgt (Hüther 2007).

„Das Kind verinnerlicht seine frühen dyadischen Beziehungserfahrungen. Sie schlagen sich in seinem impliziten Gedächtnis in Form von Wahrnehmungs-, Verhaltens-, emotionalen Reaktionsbereitschaften und motivationalen Bereitschaften nieder [...] In einer guten Bindung sind die Bezugspersonen ein immer erreichbarer Zufluchtsort, der physische Nähe, Schutz, Sicherheit und Trost bietet" (Grawe 2004, 193).

FALLBEISPIEL

Felix – auf der Suche nach Sicherheit

In der Vorplanung der ersten Stunde gehe ich davon aus, dass für Felix und seine Familie der Aufbau von Bindung durch die vielen Krankenhausaufenthalte erschwert war. Felix wurde früh und intensiv mit Reizen konfrontiert, ohne dass er zur Bewältigung auf geeignete Muster zurückgreifen konnte. Dies führte zu einer Dauerbelastung in Form von Angst und Unsicherheit, die er seither über die enge und in seinem Alter nicht mehr angemessene Bindung zur Mutter reguliert. Die Übertragung von Bindung auf andere Menschen stellt für ihn eine Herausforderung dar, die er eher durch Vermeidung als durch Annäherung löst. Selbstwirksamkeit und Autonomie hat sich Felix durch die Aneignung von Wissen aufgebaut. Durch die von außen gesetzten Anforderungen gerät das Familiensystem zunehmend unter Druck.

Zum ersten Termin am Stall kommt Felix an der Hand der Mutter. Mein Hund begrüßt beide freudig und legt sich danach mitten ins Geschehen. Felix zeigt keine Angst. Frau K. berichtet mir, sie habe Felix erklärt, warum er zu mir und den Pferden kommen solle. Beim ersten Mal werde sie dabei bleiben, in der nächsten Woche dann aber gehen. Felix drückt sich an seine Mutter und erklärt mir, ohne Blickkontakt aufzunehmen, dass er schon wisse, was ich wollen würde, er das aber nicht wolle und auf keinen Fall vorhabe zu bleiben. Dann berichtet er davon, was er alles über Hunde weiß. Dabei trippelt er neben seiner Mutter hin und her und schaut auf den Hund. Berühren will er den Hund nach Aufforderung durch die Mutter nicht. Er wisse nicht, wie das gehe und der Hund könne ihn beißen. Felix verschwindet hinter seiner Mutter.

Stressreaktionen

Das Gehirn bewertet Situationen danach, ob wir durch Selbstwirksamkeit Einfluss nehmen können und somit die erfolgreiche Bewältigung möglich erscheint. In Situationen, in denen die Angst zu groß wird, kann der Mensch nicht mehr auf differenzierte Lösungsstrategien zurückgreifen. Die als für die Grundbedürfnisse existenziell bedrohlich erlebte Situation setzt eine unkontrollierte Stressreaktion in Gang, bei der eine große Menge Cortisol aus den Nebennierenrinden freigesetzt wird.

„Das System ist in dieser Situation mit sich selbst beschäftigt, nicht mit der Bewältigung der Umgebung […] Gelernt wird in einer solchen Situation aber vor allem der durch den Stressor ausgelöste Zustand selbst, und das ist primär Angst" (Grawe 2004, 246).

Dies führt dazu, dass wir keinen Zugriff mehr auf Lösungsmuster des Kortexes haben. Archaische Verhaltensweisen wie Flucht, Angriff oder Erstarrung, die als Muster in den entwicklungsgeschichtlich älteren Hirnregionen gespeichert sind, werden abgerufen (Rothschild 2002). Lösungsstrategien werden nur entwickelt, wenn die Unruhe im Gehirn durch Angst und Stress und die damit einhergehende Ausschüttung von Cortisol nicht zu groß ist. Dann bauen Menschen Wissen, Wahrnehmungsfähigkeit, Motorik, soziale Beziehungen, Neugier und Lernverhalten auf und stellen sich Herausforderungen. Wir müssen erleben, dass es Probleme gibt und diese durch das Zurückgreifen auf Selbstwirksamkeit und Beziehungsunterstützung lösbar sind.

FALLBEISPIEL

Felix – erste Kontaktmomente

Felix teilt deutlich mit, dass sein Überlebenskonstrukt mit dem Gehen der Mutter in Gefahr gerät und er von mir Forderungen erwartet, denen er sich nicht gewachsen sieht. Dadurch, dass er keinen Blickkontakt aufnimmt, ist es ihm nicht möglich, in meinem Gesicht zu lesen und damit eine Bewertung vorzunehmen, ob und wie ich mich in ihn einfühle (→ Exkurs „Spiegelneuronen"). Er versucht die Situation über sein kognitives Wissen zu „retten". Diese Strategie funktioniert bis zu der Aufforderung, eine Handlung auszuführen und mit einem anderen Lebewesen Kontakt aufzunehmen. Er reagiert mit Flucht, versteckt sich hinter dem Rücken seiner Mutter. Daher besteht mein erstes Ziel darin, Felix zu unterstützen, Sicherheit und Ruhe zu finden, damit er überhaupt die Chance hat, seine Wahrnehmungsfähigkeit zu nutzen. Ich erläutere der Mutter meine Sichtweise und bitte sie, in den Stunden als sicherer Ort für Felix anwesend zu bleiben. Außerdem vereinbare ich mit ihr die folgenden Punkte:

- Sie nimmt nicht an Aktivitäten der Kinder teil.
- Sie bietet Felix Schutz, wenn er unsicher wird.
- Sie beantwortet seine Fragen.

Felix erkläre ich, dass in der nächsten Woche auch andere Kinder dabei sein werden. Er könne in Ruhe mit seiner Mutter schauen, was wir machen. Eine Einzelmaßnahme halte ich nicht für geeignet. Felix stünde zu sehr im Mittelpunkt der Aufmerksamkeit und hätte somit zu wenig Rückzugsraum. Mit den Eltern vereinbare ich regelmäßige Gesprächstermine, um mein Handeln zu begründen, den Prozess zu reflektieren und nach Möglichkeiten zu suchen, wie Felix dabei unterstützt werden kann, die neuen Kompetenzen im Alltag zu üben.
In den ersten Stunden bleibt Felix in der Nähe der Mutter. Er beschäftigt sich mit meinem Hund, den er nach und nach immer häufiger berührt. Nach der vierten Stunde berichtet er mir von seinen Kontakten mit dem Hund. An seine Kontaktaufnahme knüpfe ich mit Fragen, die auf seine Kompetenzen in der Beziehungsgestaltung zum Hund abzielen, an. Z.B.: „Wie machst du das, dass Candy beim Streicheln so stillhält?" Daraufhin fängt Felix immer häufiger an, meine Aufmerksamkeit einzufordern. Meine Fragen laden ihn ein, mir zu erzählen und zu zeigen, wie er im Kontakt mit dem Tier etwas tut. Das angelernte „Fachwissen" verliert an Bedeutung. Damit treten seine Handlungskompetenzen in den Fokus unseres Dialogs.

EXKURS

Spiegelneuronen – Empathie und Lernen durch Beobachtung
In unterschiedlichen Regionen des Gehirns befinden sich sogenannte Spiegelneuronen. Sie sind mit der Fähigkeit ausgestattet, Reize so miteinander in Beziehung zu setzen, dass wir uns in andere hineinversetzen und Ereignisse voraussehen können. Durch die Beobachtung eines Kindes beim Hinfallen wird in uns z. B. ein Simultanvorgang ausgelöst, der uns in die Lage versetzt, die Hilflosigkeit des Kindes und die eventuelle Angst ebenfalls zu verspüren. Wir erfassen den weiteren Verlauf intuitiv und bereiten Handlungsstrategien wie z. B. das Herausholen des Taschentuchs und tröstendes

Verhalten vor. Bauer führt dazu aus: „Indem er das, was er beobachtet, unbewusst als inneres Simulationsprogramm erlebt, versteht er, und zwar spontan und ohne nachzudenken, was der andere tut" (2006, 27). Diese Fähigkeit nutzen wir auch zum Lernen durch Imitation und inneres Probehandeln. Sich etwas abzuschauen und die Handlung innerlich durchzuprobieren, erhöht die Wahrscheinlichkeit, bei der konkreten Umsetzung erfolgreich zu sein. Die Spiegelneuronen bauen Resonanz zwischen dem eigenen Körper und dem Körper des Gegenübers auf. Dies wird häufig mit „Sicheinschwingen" umschrieben. Der Aufbau von Resonanz durch die Spiegelneuronen erhöht die Handlungsbereitschaft. Dies bedeutet, je häufiger und intensiver eine Handlung beobachtet wurde, desto höher ist die Wahrscheinlichkeit, diese Handlung nicht mehr nur im inneren Nachvollzug zu erleben, sondern in reales, durch andere beobachtbares Verhalten umzusetzen (Fuchs 2009).
Diese für unsere Orientierung in der sozialen Welt so wichtige Fähigkeit bildet sich nur aus, wenn ausreichend Lernchancen mit einem lebendigen Gegenüber und insbesondere mit einem menschlichen Gegenüber ermöglicht werden. Durch die Beobachtung unbelebter Dinge werden die Spiegelneuronen nicht aktiviert. „Die angeborenen Spiegelsysteme des Säuglings können sich nur dann entfalten und weiterentwickeln, wenn es zu einem geeigneten und für ihn passenden Beziehungsangebot kommt" (Bauer 2006, 59). Geeignet sind Beziehungsangebote, wenn ihnen Bedeutung gegeben wird, d. h., wenn die Person als präsent erlebt und als Vorbild betrachtet wird. Dann entsteht Achtsamkeit in der Begegnung. Pädagoginnen müssen als Persönlichkeit für ihr Gegenüber präsent und greifbar werden und die Bereitschaft mitbringen, empathisch mitzuschwingen. Siegel führt dazu aus:

„Zusammengefasst könnten wir sagen, dass die Achtsamkeit eine Form der inneren Einstimmung beinhaltet, die sich die sozialen Schaltkreise des Spiegelns und der Empathie zunutze machen könnte, um einen Zustand neuronaler Integration und flexibler Selbstregulation zu erzeugen. Das Gefühl von Sicherheit, das mit der inneren Einstimmung erzeugt wird, setzt dann ein rezeptives Gewahrsein in Gang, in dem die exekutive Aufmerksamkeit offen ist für alles, was im Feld der fortlaufenden Erfahrungen auftaucht. Das ist der reflexive Zustand des Gewahrseins, der den Kern der Achtsamkeit ausmacht" (2007, 173).

Beziehungsgestaltung

Cozolino geht davon aus, dass die alles entscheidende Rahmenbedingung für die menschliche Entwicklung die Sicherstellung des Zugangs zu Beziehungserfahrungen im Sinne von Resonanzprozessen ist: „Das Gehirn ist ein Organ der Anpassung, das seine Strukturen durch die Interaktion mit anderen aufbaut" (2007, 16). Durch die Rückkopplung mit einem menschlichen Gegenüber kann ein eigenes Selbstkonzept aufgebaut werden, das dem Leben Orientierung und Sinn gibt.

Auch Beziehungserfahrungen mit Tieren unterstützen Menschen dabei, über die erhaltenen Rückmeldungen eigene Kompetenzen zu erfahren. Auf Beziehungen zurückgreifen zu können, in denen eine gegenseitige Achtsamkeit und Wertschätzung handlungsleitend sind, ist eine Voraussetzung für das Sicheinlassen auf neue Erfahrungen und die bedeutsamste Ressource für unsere Entwicklung. Neben dem „Nehmen" der Ressourcen, die aus Beziehungen entstehen (Sicherheit, Eingebundensein, Unterstützung, Rückkopplung), ist das „Geben" eigener Beziehungskompetenzen (Sicherheit und Unterstützung geben, andere einbinden, anderen Rückmeldung geben) eine wichtige Komponente für die Entwicklung des Selbstbildes.

Menschen brauchen dafür Erfahrungsräume, in denen sie ihre bisher gemachten Erfahrungen erproben, übertragen und erweitern können. Das Beziehungsangebot darf nicht an Forderungen im Sinne der Erfüllung einer Leistung, die dem Wohlwollen der Pädagogin geschuldet ist, geknüpft sein. Der Mensch orientiert sich dann nicht mehr an seinem eigenen Lernprozess. Er versucht die Erwartungen zu erfüllen, da die Sorge besteht, ansonsten aus dem emotional Halt gebenden Rahmen der Beziehung herauszufallen (Kröger 2005).

Für die Gestaltung einer tragfähigen Beziehung ist entscheidend, dass wir uns dafür interessieren, was einen Menschen bewegt, an welchen Zielen er sein Handeln ausrichtet und was er versucht zu vermeiden (Grawe 2004). Der emotional ausbalancierte Anteil im Beziehungsgeschehen sorgt für einen nachhaltigen und stabilen Aufbau von hilfreichen Mustern im Gehirn. Alle Interventionen der Pädagogin nehmen Einfluss auf die Entwicklung der Beziehung. Baum führt dazu aus: „Alle Interventionen dienen ausschließlich der Beziehungsentwicklung" (2005, 242).

FALLBEISPIEL

Felix – erste kleine Herausforderungen

Aufgrund der Stabilisierung unseres Kontaktes und der Einforderung des Dialogs durch Felix ist der Zeitpunkt gekommen, das Thema, welches Ziel er mit seinem Kommen verfolgt, anzusprechen. Dabei stelle ich mir die Frage, welche Bedeutung ich, das Pferd und die anderen Kinder für ihn haben. Nach einem längeren Dialog über sein Erfolgserlebnis („Das war schwere Arbeit", betont Felix), den Hund dazu zu bewegen, aufzustehen und sich an einer anderen Stelle wieder hinzulegen, frage ich ihn, ob er sich vorstellen könne, auch mit dem Pferd Rodin zu arbeiten. Er schaut mich fragend an, blickt dann zum Pferd und zuckt mit den Schultern.

Mein Angebot, ihn zu unterstützen, nimmt er insofern an, als er beginnt uns am Pferd zu beobachten und sich dabei in meiner Nähe aufzuhalten. Den Hund bringt er dabei dazu, an seiner Seite zu sitzen. In der nächsten Stunde folgt er der Einladung, beim Putzen zu helfen. Kommen die anderen Kinder ihm zu nah, zieht er sich immer mal wieder zurück zum Hund oder zum sicheren Ort „Mutter". Felix stellt viele Wissensfragen zum Putzen. Ich achte in meinen Antworten darauf, dass ich weiterhin den Aspekt „Wie machst du das?" betone.

In den nächsten Stunden überträgt er seine Erfahrungen im Umgang mit dem Hund auf Rodin. Er probiert aus und führt mit mir einen Dialog über seine Kompetenzen. Neu ist dabei, dass die anderen Kinder sich einmischen, ebenfalls ausprobieren, Tipps geben und sich aber auch streiten. Felix erlebt mich vermehrt in der Interaktion mit den Kindern und dem Pferd. Er beobachtet das Geschehen intensiv und nimmt seine Beobachtungen in unseren Dialog auf. Voltigieren will Felix zunächst nicht, aber auch hier verstärkt er seine Beobachtungen und ruft vom Rand immer mal wieder etwas rein. Da ich ihn in der Mitte nicht verstehe, fordere ich ihn auf, zu mir zu kommen. Bei „wirklich wichtigen Beobachtungen" verlässt er daraufhin die Nähe der Mutter und kommt zu mir in die Mitte. Nach vier Monaten fragt er mich, ob er auch mal reiten könne. Auf meine Frage, was er sich genau vorgenommen habe, erklärt er mir, dass er bei den anderen gesehen habe, wie die sich festhielten. Das könne er jetzt auch.

Durch Herausforderungen zum Kompetenzzuwachs

„Wenn sich ein Mensch immer wieder komplexen, vielfältigen Herausforderungen stellt, dann führt dies über die Herausbildung immer komplexerer und differenzierterer neuronaler Schaltkreise zu einer optimalen Expression seines genetischen Potentials. Ohne das Annehmen solcher Herausforderungen würde es gar nicht zur vollen Ausschöpfung seiner genetischen Möglichkeiten kommen" (Grawe 2004, 242).

Den sicheren Ort zu verlassen, um eine sachlich begründete Forderung, die für die Balance zwischen Geben und Nehmen in einer Beziehung wichtig ist, zu erfüllen, ist für Felix eine große Herausforderung. Herausforderungen auf der Grundlage des Vertrauens in Beziehungen, in die eigenen Fähigkeiten und den Glauben, sie erfolgreich bewältigen zu können, eröffnen Felix einen Zugang zu konkreten Übungsfeldern. Zu spüren, dass Explorationsverhalten in einem sicheren Rahmen eine sinnvolle Strategie ist, Angst zu bewältigen und Kompetenzzuwachs zu erreichen, setzt Eigenmotivation frei. Hat sich auf der Metaebene ein Muster gebildet, das den Titel trägt „Bei guten Rahmenbedingungen macht Neues wagen trotz Unsicherheit und Angst Spaß", beginnt der Mensch, nach neuen Herausforderungen zu suchen. Die Ausschüttung von Dopamin und somit die Aktivierung von positiven Lernkreisläufen im Gehirn sind eng an intensive, emotionale Erfahrungen in Rückkopplung mit anderen gebunden.

FALLBEISPIEL

Felix – die Motivation, Neues zu wagen, stabilisiert sich

Unsere Beziehung wird belastbarer. Auf den sicheren Ort bei seiner Mutter greift Felix seltener zurück. Die Bedeutung des Hundes nimmt ab, und er orientiert sich mehr an mir und der Gruppe. Er beginnt, sich selber Herausforderungen zu suchen, und gibt mit der Bereitschaft, sich auf das Pferd zu setzen, einen Teil seiner Vermeidungsstrategien auf. Das Pferd wird ihm körperlich nahekommen, und er wird mit seinen bewährten Strategien nicht so einfach für Distanz sorgen können. Mir ist es wichtig, ihn an seine Kompetenzen, wie z. B. seine Beziehung zum Pferd beim Putzen, zu erinnern. Außerdem will ich ihm zurückmelden, dass ich da bin und für Sicherheit sorge.

Es stellt sich heraus, dass meine Vorüberlegungen nicht sehr nah an seine Bedürfnisse anknüpfen. Felix hat sich scheinbar einen genauen Handlungsplan erarbeitet. Meine Vorsicht („Ich kann erst mal nahe bei dir bleiben") lehnt er ab und fordert mich auf, wie bei den anderen in der Mitte zu bleiben. Das Pferd soll einen großen Kreis und schließlich schneller laufen. Im Trab beginnt er zu kichern und fordert diese Gangart immer wieder ein. Auf meine Frage, was so lustig sei, antwortet er: „Der zappelt ja noch mehr wie ich, und ich zappele mit."
In den folgenden Stunden beschäftigt Felix auf dem Pferd das Thema „Zappeln". Wann wird es weniger, wann wird es mehr? Kann er weniger zappeln, wenn das Pferd mehr zappelt und umgekehrt? Das Ausprobieren auf dem Pferd ist mit einer hohen Motivation verbunden. Er nimmt Herausforderungen, wie z. B. die Beteiligung an der Festlegung der Reihenfolge, an, da es ihm sehr wichtig ist, möglichst früh dran zu sein. Noch kann er sich beim Verhandeln wenig auf die Aussagen der anderen Kinder beziehen, aber er bleibt im Kontakt und flüchtet nicht zu seiner Mutter.
Felix hat die Erwartungen seiner Mutter (nicht mehr so zappelig sein, ohne die Mutter mitmachen können) nicht vergessen. Dies macht er durch seine Frage deutlich, wann ich seine Mutter denn wegschicken werde. Wir einigen uns darauf, dass er mir Bescheid sagt, wann er sie beim Pferd und mir nicht mehr braucht; dann werde ich mit ihr reden. Nach ca. einem halben Jahr kann die Mutter aus den Stunden verabschiedet werden.
Felix lässt sich langsam auf die anderen Kinder ein, indem er ihre Fragen beantwortet, um dann schnell wieder aus dem Kontakt zu gehen. Als ich die Teilnahme an Partnerübungen von ihm einfordere, lehnt er mit der Begründung „Da ist keiner, der so ist wie ich" ab.

Befriedigung von Bedürfnissen – die Entstehung der Motivation

Bei der Beschreibung der Entstehung von Motivation greife ich auf die ausführliche Darstellung bei Grawe (Kapitel „Bedürfnisbefriedigung und psychische Gesundheit" (2004, 183ff)) zurück.

Neuropsychologische Prozesse richten ihre Organisation an motivationalen Zielen aus. Auf der psychologischen Ebene orientiert sich der Mensch laut Grawe an vier existenziellen Grundbedürfnissen:

- ein Bedürfnis nach Orientierung, Kontrolle, Kohärenz und Selbstwirksamkeit (Autonomie)
- ein Bedürfnis nach Lust
- ein Bedürfnis nach Zugehörigkeit (Bindung)
- ein Bedürfnis nach Selbstwerterhöhung

Auf die Bedeutung dieser Grundbedürfnisse für die Gestaltung pädagogischer Prozesse gehe ich in Kapitel 3 näher ein. Für das Verständnis menschlicher Entwicklung ist an dieser Stelle wichtig, dass diese Bedürfnisse die Hintergrundmusik für unser Handeln und die Zielauswahl bilden. Dabei ist es keinesfalls so, dass uns diese Hintergrundmusik explizit bewusst ist. Der weitaus größte Teil der Melodie läuft beständig implizit ab. Er ist unserem Bewusstsein nicht zugänglich und begründet sich auf in der frühen Kindheit ausgebildeten Mustern.

An positiven Gefühlen erkennen wir, dass wir die Sicherstellung unserer Grundbedürfnisse realisiert haben. Negative Gefühle weisen darauf hin, dass die in uns ablaufenden Prozesse keine ausreichende Zielerreichung sicherstellen. Oberstes Ordnungsprinzip für die Arbeit des Gehirns ist die Vermeidung dieses Zustandes der Unstimmigkeit (Inkonsistenz). Um Stimmigkeit (Konsistenz) herzustellen, greift der Organismus auf alle vorhandenen Strategien der Vermeidung (z. B. Dissoziation) oder der Aktivierung von Problemlöseverhalten zurück (Grawe 2004). Gelingt es dem Organismus, gleichzeitig ablaufende neuronale/psychische Prozesse in Übereinstimmung hinsichtlich des motivationalen Ziels zu bringen, stellt sich ein Gefühl der Stimmigkeit ein. Das Gehirn ist nicht nur damit beschäftigt, sich einem positiv formulierten Ziel anzunähern, sondern insbesondere auch damit, negative Erfahrungen (z. B. Angst, Schmerz, Orientierungslosigkeit, Handlungsunfähigkeit, Verlassenheit, Negierung eigener Werte) zu vermeiden. Intrinsische Motivation und somit die Bereitschaft, Veränderungsprozesse aktiv zu gestalten, entwickelt der Mensch in Bezug auf seine grundlegenden innerpsychischen Bedürfnisse.

„Das Erleben und Verhalten eines Menschen wird unmittelbar von seinen motivationalen Schemata bestimmt. Die motivationalen Schemata sind die Mittel, die das Individuum im Laufe seines Lebens entwickelt, um seine Grundbedürfnisse zu befriedigen und sie vor Verletzung zu schützen. Entsprechend gibt es annähernde und vermeidende motivationale Schemata. Wächst ein Mensch in einer Umgebung auf, die ganz auf die Befriedigung seiner Bedürfnisse eingestellt ist, wird er hauptsächlich annähernde motivationale Ziele entwickeln und erwirbt viel Erfahrung mit ihrer positiven Befriedigung. Dazu gehören entsprechende Erwartungen und ein differenziertes Verhaltensrepertoire zur Realisierung der Ziele unter verschiedenen Bedingungen. Wächst ein Mensch dagegen in einer Umgebung auf, in der seine Grundbedürfnisse immer wieder verletzt, bedroht oder enttäuscht werden, entwickelt er Vermeidungsschemata, um sich vor weiteren Verletzungen zu schützen. In einer tatsächlich verletzenden Umgebung kann Vermeidung als angepasstes Verhalten angesehen werden. Stark ausgeprägte Vermeidungsschemata verstellen jedoch später den Weg zur positiven Bedürfnisbefriedigung auch in Situationen, die eigentlich dafür geeignet wären, weil die Situationen eher die besser gebahnten vermeidenden als annähernde Tendenzen aktivieren" (Grawe 2004, 188).

Das Erlebnis, durch die Bewältigung einer Herausforderung die eigenen Bedürfnisse befriedigen zu können, sorgt nicht nur für den Aufbau von neuen Verschaltungen im Gehirn und somit für einen Kompetenzzuwachs. Das Gehirn erlernt so auch ein übergeordnetes Muster, wie es sich beruhigen kann. Der Mensch wird neuen Situationen gelassener, mit mehr Neugier und Motivation begegnen.

Anknüpfungspunkte an bestehende Muster im Gehirn

Damit wir Herausforderungen annehmen können, müssen wir für die damit einhergehenden Reize Muster in unserem Gehirn finden, in die der Reiz eingebaut werden kann. Nur wenn diese Anknüpfungspunkte auf der unbewussten Ebene gefunden werden, kommen wir zu der Einschätzung, dass wir die Herausforderung bewältigen können und die dabei entstehende Angst nicht zu einer unkontrollierten Stressreaktion führt. Zu den Anknüpfungspunkten gehören z. B. der Zugriff auf Kompetenzen, die Übertragung von bereits gemachten Erfahrungen sowie die Unterstützung durch eine vertraute Person.

FALLBEISPIEL

Felix – Training von Sozialkompetenzen
Durch das Setzen einer deutlichen Grenze signalisiert Felix mir, dass er unsere Beziehung für belastbar hält und wir Vertrauen zueinander aufgebaut haben. Er zeigt mir, dass er immer selbstverständlicher auf seine Ressourcen zurückgreift: Beobachten – Aneignen von Wissen – Prüfen, ob er sich sicher fühlt – Ausprobieren – Mitteilen, welche Unterstützung er braucht. Außerdem arbeitet er motiviert an der Zielsetzung, nicht mehr so zappelig zu sein und sich von der Mutter zu lösen. Dies veranlasst mich, meine Hilfestellung für ihn zu minimieren. Seiner Ablehnung, eine Partnerübung zu wagen, begegne ich mit der Rückmeldung, dass er einzigartig sei und ich sicherlich kein Kind finden könne, das so sei wie er. Ich habe aber Ähnlichkeiten zwischen ihm und Ralf (ein Kind der Gruppe) entdeckt. Felix beobachtet Ralf in den nächsten Stunden und fragt in schon bewährter Weise nach, was ich ähnlich finde. Ralf begreift schnell, dass es um ihn geht und schaltet sich neugierig ein. Den Dialog mit Ralf kann Felix aushalten, solange er sich sicher ist, dass ich mit meiner (nonverbalen) Aufmerksamkeit bei ihnen bin. Kommen die anderen Kinder hinzu, zieht er sich zurück. Seine Rückzugsstrategie wird dadurch erschwert, dass Ralf ihm folgt. Für Felix ergibt sich eine neue Lernchance. Ralf macht den anderen unmissverständlich klar, dass sie nicht gestört werden wollen. Die beiden wagen bald ihren ersten Partnereinsatz und beschäftigen sich intensiv mit dem Thema „Wie zappelig ist es denn zu zweit?"

Bewusstmachung von unbewussten Prozessen

„Was wir denken, entscheiden und tun, wird nicht von unseren bewussten Prozessen bestimmt, sondern von Prozessen, die zuvor ohne Bewusstsein abgelaufen sind" (Grawe 2004, 120).

Wir verfügen also nur in einem geringen Maße über eine bewusste Kontrolle unseres Handelns. Ausgebildete Muster laufen ab, bevor wir in der Lage sind, sie bewusst zu hemmen oder ein anderes Muster zu aktivieren. Grawe führt dies weiter aus:

„Wenn implizite Prozesse in den expliziten Funktionsmodus überführt werden sollen, ist es daher wichtig, eine Verbindung zu den Hirnarealen herzustellen, die mit der Qualität von Bewusstheit verbunden sind. Hauptsächliche Mittel dafür sind die Steigerung der Reizintensität und -dauer sowie insbesondere eine gezielte Lenkung der Aufmerksamkeit auf diese Prozesse" (2004, 125).

Eine Form, die Aufmerksamkeit auf die bewusste Wahrnehmung des eigenen Handelns zu lenken, ist die Dialoggestaltung mit Fragen nach dem „Wie". Felix lernt, innerlich bewusst nachzuvollziehen, wie er sein Handeln gestaltet, welche Gedanken und Emotionen damit verbunden sind und welche Auswirkungen es auf andere hat. Auf der bewussten Ebene verankert er bisher unbewusst ablaufende Verhaltensweisen und neu erworbene Kompetenzen.

FALLBEISPIEL

Felix – gut gerüstet für den Schulstart

Felix kommt insgesamt drei Jahre zum Heilpädagogischen Voltigieren. Er nutzt seine Strategie (Beobachten, Sichern von Wissen, Sorgen für Sicherheit), um sich auf Ausprobieren und Beziehung einzulassen. Seine Kontakte gestaltet er gezielt. Einigen Kindern geht er bis zum Schluss aus dem Weg. In den Gesprächen mit seinen Eltern beleuchten wir, welche Übungsfelder sich im Alltag ergeben und wie die Eltern ihn unterstützen können. Seine Mutter bleibt sehr wichtig für ihn. Er nutzt diese Ressource immer dann, wenn ihm eine neue Situation nicht lösbar erscheint. So wird z. B. bei Schuleintritt vereinbart, dass seine Mutter kommen wird, wenn es für ihn wichtig ist. Bewegungsfreudig bleibt Felix, die ständige Unruhe aufgrund der Unsicherheit nimmt aber deutlich ab. Er lernt, seinen Bewegungsdrang für Zeitspannen zu kontrollieren. Die Lehrer melden zurück, dass Felix kognitiv keine Schwierigkeiten habe, es sei ihm häufig eher langweilig. Er habe zwei Freunde und suche zu den anderen Kindern nur wenig Kontakt. Ebenso sei seine Kontaktbereitschaft zu den Lehrern sehr differenziert. Man könne aber Absprachen mit ihm treffen, und er sei insgesamt gut integriert. Die Eltern haben das Gefühl, dass Felix gerne in die Schule geht.

ZUSAMMENFASSUNG

Das Gehirn ist

- ein auf Außenreize angewiesenes Organ, das sein Potenzial nur nutzt, wenn Impulse die Neuronen aktivieren und Vernetzung anregen. Dabei kommt der Beziehung zu anderen Menschen und der emotionalen Beteiligung eine wichtige Bedeutung zu.
- ein soziales Organ, da es im Gesamtorganismus die Aufgabe übernimmt, in den Körperorganen eingehende Reize miteinander in Beziehung zu setzen und die sich daraus ergebenden Informationen wieder für den Körper zur Verfügung zu stellen.
- ein Anpassungsorgan, das lebenslanges Lernen ermöglicht, sofern es auf die dafür notwendigen Bedingungen trifft. Hierbei ist die Eigenmotivation, d. h. die Bewertung, dass der Lerninhalt bedeutsam ist, der entscheidende Lernmotor.
- ein Anknüpfungsorgan, das Reize in vorhandene Erfahrungen (Muster) integriert. Nur wenn neue Reize verarbeitet werden müssen, werden bestehende Muster erweitert und verändert. Der Mensch ist daher für seine Entwicklung auf angemessene Herausforderungen angewiesen.
- durch die Spiegelneuronen ein Organ, das Einfühlung, soziale Beteiligung und soziales Lernen ermöglicht.
- ein Abstimmungsorgan, in dem implizite (unbewusste) und explizite (bewusste) Prozesse ablaufen. Nur wenn alle Prozesse, ausgerichtet an den motivationalen Zielen, optimal abgestimmt sind, erlebt der Mensch sich hinsichtlich seiner Grundbedürfnisse als stimmig (konsistent).
- in seiner Funktions- und Arbeitsweise darauf ausgerichtet, sich hinsichtlich der Grundbedürfnisse (Orientierung/Kontrolle, Bindung, Lust und Selbstwerterhöhung) an positive Erfahrungen anzunähern und negative Erfahrungen durch Vermeidung zu verhindern. Werden Herausforderungen gemeistert, entsteht ein Annäherungsverhalten an neue Ziele, und das Vermeidungsverhalten nimmt ab.

Literaturtipp

Ausführliche Darstellungen zu den neurobiologischen Grundlagen finden sich bei: Bauer 2006; Cozolino 2007; Fuchs 2009; Grawe 2004; Hüther 2007; 2009; Moll et al. 2006.

2 Systemische Grundhaltungen

Allen Konzepten der Pädagogik und Beratung liegt das Ziel zugrunde, Entwicklungsprozesse von Menschen zu unterstützen. Die gemeinsame Basis aller Konzepte bilden ein wertorientiertes Menschenbild, das Wissen über den Ablauf der menschlichen Entwicklung, das Erkennen von Abweichungen von „normalen" Entwicklungsschritten und die bewusste Gestaltung fachlich begründeter Interventionen. Viele Konzepte der Beratung und Pädagogik sind mit therapeutischen Konzepten – insbesondere der Psychoanalyse (psychoanalytische Pädagogik), der Verhaltenstherapie (verhaltensmodifikatorische pädagogische Konzepte) oder der systemischen Therapie – eng verbunden.

Die systemische Pädagogik und Beratung zeichnet sich dadurch aus, dass dem Klienten ein hohes Maß an Eigenverantwortung für seinen Entwicklungsprozess zugesprochen wird. Ihm wird die Lösungskompetenz zugetraut und auch zugemutet. Die Pädagogin ist sich bewusst, dass eine direkte Einflussnahme nicht möglich ist und sie Konzepte einer „richtigen" Entwicklung nicht anerziehen oder antrainieren kann. Damit liegt der Fokus klar auf einer individuell angepassten Begleitung, die sich am Auftrag und der Lebensrealität des Klienten sowie an den Auswirkungen des gezeigten Verhaltens orientiert.

Die systemische Arbeitsweise basiert stark auf einer inneren Haltung und Prozessorientierung und sehr viel weniger auf standardisierten Vorgehensweisen oder dem isolierten Einüben von Fähigkeiten bzw. dem Minimieren von unangemessenen Verhaltensweisen. Der Spielraum der Einflussnahme liegt für die Pädagogin in der Gestaltung einer angemessenen Rahmung der Zusammenarbeit. Sie trägt, wie in den nächsten Kapiteln aufgezeigt wird, die Verantwortung für die Steuerung des Prozesses, sodass sich für den Klienten Entwicklungsoptionen und Herausforderungen ergeben. Anders als in analytisch ausgerichteten Konzepten liegt der Fokus der systemischen Arbeitsweise nicht auf der Ergründung der Ursachen eines Problems, sondern auf einer klaren Ausrichtung an den Ressourcen des Klienten und der Suche nach einer Lösung.

Der Pädagogin ist bewusst, dass sich das Sogewordensein des Klienten immer auf dem Hintergrund der Dynamik seines sozialen Bezugssystems abspielt. Somit muss bei der Erarbeitung von Veränderungsschritten mit dem Klienten immer auch die Veränderungsakzeptanz des Bezugssystems in den Blick genommen werden. Das Ziel in der systemischen Pädagogik liegt nicht in erster Linie darin, Erziehungsaufgaben zu übernehmen oder Defizite der Eltern zu kompensieren, sondern darin, das Familiensystem zu unterstützen, diese Aufgaben immer besser aus eigener Kraft zu bewältigen. Dabei bildet die Handlungsorientierung, d.h. die konkrete Umsetzung von Ideen in Handlung und die anschließende Reflexion der gemachten Erfahrungen, einen wesentlichen Baustein.

Eines der zentralen Elemente systemischer Konzepte ist das zugrundeliegende Menschenbild. Kröger definiert in seinem Konzept der sachorientierten Partnerschaft das Ziel von Erziehung als

> „Hinführung des Kindes zu einer emotional ausgeglichenen Persönlichkeit, die in sachgerechter Selbsteinschätzung mit einer sozial angemessenen, sicheren Selbststeuerung ihr Handeln verantwortungsvoll gestaltet" (2005, 38).

Antonius Kröger war es wichtig, Kindern die Aufgabe der Selbststeuerung nur dann abzunehmen, wenn sie selbst aufgrund ihres Entwicklungsstandes nicht dazu in der Lage waren. Diese Grundhaltung knüpft an das Menschenbild und die Vorstellung von übergeordneten Entwicklungszielen in systemischen Konzepten an (Satir 2002). Übergeordnete Entwicklungsziele in der pferdegestützten systemischen Pädagogik sind:

- sich selbst wertschätzen und achten
- Emotionen und Gedanken angemessen ausdrücken
- mit den eigenen Kompetenzen und Grenzen vertraut sein
- sich auf sich selbst und auf andere einstimmen
- den Aufmerksamkeitsfokus mit anderen teilen
- Situationen des eigenen Verhaltens reflektieren
- Selbststeuerung und Verantwortung übernehmen
- sich wirksam um eigene Ziele bemühen
- sich Unterstützung organisieren
- Risiken auf sich nehmen und Veränderung gestalten
- Unterschiede klar benennen

- Rollen ohne Machtmissbrauch übernehmen
- Konsistenzgefühl (Gefühl der Stimmigkeit) aufbauen

Im Konzept der bezogenen Individuation formuliert Stierlin (2003) die Entwicklung einer Balance zwischen Sorge für sich (Autonomie) und Sorge für das Zugehörigkeitssystem (Bezogenheit) auf der Grundlage der Selbstregulation als zentrales Ziel. Das Erreichen dieser Balance erfolgt in einem offenen, demokratischen Dialog über die Beziehung zu sich selbst und zum anderen.

„Sie müssen sich verständlich ausdrücken, müssen mit dem Gegenüber einen gemeinsamen Aufmerksamkeitsfokus teilen und sich dabei so auf seine Wellenlänge – das heißt auf seine Intentionen, auf seine Kommunikationsbedürfnisse und -möglichkeiten – einstimmen, dass darin auch die Emotionen zu einem ihnen angemessenen Ausdruck und einer zugleich verständlichen Sprache finden können. Und um Konflikte erfolgreich angehen und bewältigen zu können, müssen die Dialogpartner Unterschiede, die hinsichtlich des behandelten Anliegens einen Unterschied machen, so klar wie möglich benennen – ohne sich doch in einem unversöhnlichen Entweder-Oder von Positionen und Ansprüchen festzubeißen und sich in einen eskalierenden Kampf um Wahrheit und Deutungsmacht zu verstricken" (Stierlin 2003, 76).

Mit Klienten wird in der pferdegestützten systemischen Pädagogik daran gearbeitet, welche konkreten Fähigkeiten sie noch entwickeln müssen, damit sie ihrem Ziel und in Abstimmung mit ihrem sozialen Bezugssystem näher kommen. Dafür müssen sie die eigene Kraft kennen und darauf vertrauen, die Schwierigkeiten aus sich selbst heraus zu bewältigen (Aarts 2005).

Autopoiese, Autonomie und Zirkularität

Die Theorie der Autopoiese besagt, dass lebende Systeme dem Prozess der Selbstorganisation unterliegen.

„Lebende Systeme erzeugen, regulieren und erhalten sich selbst, sind also von außen nicht determinierbar (zumindest nicht konstruktiv, denn natürlich kann eine Kraft von außen auf das System in einer Weise einwirken, dass es zugrunde geht) […] Instruktive Interaktion ist nicht möglich" (Schweitzer/von Schlippe 1998, 69).

Durch die Verknüpfung aktueller Reize mit Erfahrungen generiert der Organismus neue Informationen in autonomer Weise. Das Ergebnis der Verknüpfung wird ihm nicht von außen zugeführt. Lädt die Pädagogin ein Kind erstmals ein, auf das Pferd zu steigen, wird das Kind seine Beobachtungen mit seinen Erfahrungen und Fähigkeiten verknüpfen. So erarbeitet es sich eine in sich selbst erzeugte Information darüber, ob es ihm sinnvoll erscheint, der Einladung nachzukommen. Seine Entscheidung richtet das Kind an den Grundbedürfnissen und insbesondere dem Wunsch nach Dazugehörigkeit (Bezogenheit) und Individuation (Autonomie) aus. Diese Prozesse laufen nicht linear im Sinne von Ursache und voraussagbarer Wirkung ab, sondern zirkulär im Sinne von Wechselwirkungsprozessen. Eine Ursache führt zu einer nicht vorhersagbaren Wirkung und die Wirkung wirkt wiederum auf die Ursache in nicht vorhersagbarer Weise zurück. Dieser Vorgang gestaltet sich nicht kreisförmig, sondern an allen Stellen als ein rückbezüglicher Prozess vieler Verknüpfungspunkte.

Jedes Verhalten ist Ausdruck für ein Bedürfnis, Zeichen einer Ressource und ein Lösungsversuch. Ohne ausreichende Achtung vor dem Lebensweg und der geleisteten Selbstorganisation wird eine motivierte Mitarbeit nicht erfolgen. Nicht selten wird eine gewählte Lösung im Laufe der Zeit zum Problem. Jedoch ist auch „eine Lösung, die zum Problem wird" ein kompetenter, in der Vergangenheit als sinnvoll erlebter Lösungsversuch.

Mit dieser Sichtweise ist nicht die Idee verbunden, jedes Verhalten gut zu heißen. Weiterentwicklung basiert nicht allein auf Achtung, sondern es bedarf auch der Grenzsetzung und des wertschätzenden Hinterfragens der Auswirkungen der gewählten Lösung. Die Pädagogin lädt den Klienten durch ihre Intervention zielgerichtet ein, eine andere Perspektive einzunehmen oder eine neue Verhaltensweise zu erproben. Darüber, ob die Einladung angenommen wird, entscheidet der Klient in autonomer Weise.

> „Ein Mensch vermag einen anderen nicht einen Deut zu ändern. Das muss der andere selber tun. Ein Partner kann ihm wohl behilflich sein, aber zu ändern vermag er den anderen nicht" (Kröger 2005, 37).

Die Idee, Ergebnisse von Interventionen oder Entwicklungsprozessen vorausplanen zu können, erweist sich als Illusion. Vorhersagbar sind Veränderungen von Lebewesen nur, wenn Macht ausgeübt und Selbstbestimmung unterbunden wird. In der Regel steigen Lebewesen dann durch äußere Anpassungsleistungen wie Flucht, Erstarren oder Kampf aus dem Kontakt aus. Dies fördert die Entwicklung im Sinne einer sich selbst regulierenden, bezogenen Individuation nicht. Kröger führt dazu aus:

„Strafe hält nicht von Unarten ab, sie macht den Betroffenen nur vorsichtiger bei der Ausübung seines Vorgehens, geschickter im Verwischen der Spuren, gewandter, dem Ertapptwerden zu entgehen. Wenn ein Kind bestraft wird, beschließt es, vorsichtiger, keineswegs aber ehrlicher und verantwortungsbewusster zu sein" (2005, 44).

Wir können nie ganz in die Welt des anderen eintauchen, sondern uns dieser immer nur annähern und über Resonanz und Rückkopplungsprozesse Kontakt gestalten. Objektives Wissen, ergebnisdeterminierte Interventionen und Prozesse, die über eine lineare Kausalität von Ursache und festgelegter Wirkung laufen, gibt es in der Beziehung zwischen Menschen nicht. Der Klient entscheidet autonom, welche Impulse er in seinen Selbstorganisationsprozess wie aufnimmt.

In einem nicht auf Macht und Kontrolle ausgelegten Kontext erfährt die Pädagogin Entlastung von der Verantwortung, die *eine* richtige Intervention finden zu müssen. Sie kann Kreativität entwickeln, was sie jedoch nicht von ihrer Verantwortung für die Reflexion der erzielten Auswirkung ihrer Interventionen entbindet. Zielgerichtetes Handeln ist eine Einladung, die das Gegenüber anregt, in einen Austauschprozess von Gedanken, Gefühlen und Handlungsoptionen einzusteigen. Jedoch gelingt es der Pädagogin nicht immer, Klienten in Veränderungsprozesse einzuladen und sie vom Sinn einer Weiterentwicklung zu überzeugen.

„Aber es gibt auch diejenigen, die sich ohne Schaden beharrlich unseren Vorstellungen von Veränderung widersetzen. Entgegen unserer Negativprognose finden sie auf anderen Wegen zurück in ein selbst bestimmtes Leben. Für manche machen unsere Angebote einfach keinen Sinn. Das müssen wir akzeptieren" (Manteufel 2011, 110).

Für den Aufbau von Veränderungsmotivation kommt sowohl der Auftragsklärung als auch der Betrachtung der Auswirkungen große Bedeutung zu. Stierlin führt hierzu aus:

„Die Klärung des Anliegens lässt sich als das Hauptelement einer demokratischen therapeutischen Beziehungskultur verstehen. Ein kaum weniger wichtiges Element ist die Aufgeschlossenheit für die Auswirkungen" (2003, 108).

Fragen, die die Pädagogin bei der Prozessgestaltung leiten können

- Welche Verhaltensweisen des Gegenübers kann ich nur schwer achten?
- Welche Lösung löst welches Problem?
- Entsteht durch die Lösung ein neues Problem?
- Wie balanciert der Klient Individuation und Bezogenheit?
- Wie balanciere ich Autonomie und Bezogenheit?
- Lasse ich mich verführen, Kontrolle auszuüben, die in einem Machtkampf mündet?
- Welche Interventionen laden den Klienten zur Veränderung ein?
- Wie reagiere ich auf Ablehnung durch den Klienten?

Wirklichkeitskonstruktion – der Aufbau von Mustern

Einerseits eröffnet die Selbstregulation lebender Systeme eine Vielzahl von Anpassungsoptionen für Herausforderungen. Andererseits entsteht eine Komplexität, die ohne Regelsysteme ins Chaos führt. Damit der Prozess der Selbstorganisation sinngebend gestaltet wird, muss ein Lebewesen selbstrückbezügliche Regeln aufbauen, die sich an übergeordneten Zielen orientieren (Anmerkung: Mit der Selbstrückbezüglichkeit ist hier gemeint, dass auch der Aufbau von Regeln in autonomer, zirkulärer Weise organisiert ist). Wie bereits in Kapitel 1 beschrieben, bilden erfahrungsbasierte Muster einen strukturierenden Rahmen für die Selektion und Verarbeitung von Reizen. Wir werden dadurch als verlässlich erlebt, können uns auf erwartetes Verhalten einstellen und uns über Regeln austauschen.

Durch die verbal und nonverbal erzählten Geschichten erhält die Pädagogin eine Vorstellung von der Lebensgeschichte und der Zielausrichtung des Menschen. Durch die Betonung und Ausblendung einzelner Aspekte wird eine Geschichte in immer gleicher oder ähnlicher Form vermittelt, sodass ein Muster sichtbar wird. Dies dient dazu, das Gegenüber einzuladen, Verständnis für die Lebensgeschichte zu entwickeln. Schilderungen von „Problemen" weisen darauf hin, dass die gefundene Lösung nicht mehr als angemessen erlebt wird. Klienten erwarten Impulse von außen, die auf neue

Aspekte und Perspektiven hinweisen. Diese neuen Informationen prüft der Organismus und nutzt sie für den Umbau oder die Ergänzung bestehender Muster in autonomer Weise.

FALLBEISPIEL

Lösungen, die zum Problem werden

Mir wird ein 7-jähriges, gut veranlagtes Pferd anvertraut, das sich in einem schlechten Allgemeinzustand befindet, häufig lahmt, Koliken entwickelt, wenig Muskulatur aufbaut und am Kontakt mit dem Menschen nur zur Fütterungszeit Interesse zeigt. Tierärzte haben ein gravierendes HWS-Syndrom diagnostiziert, das vermuten lässt, dass die Halswirbelsäule (HWS) nicht ausreichend belastbar ist und Schmerzreize auf das Pferd einwirken. Das Pferd verweigert beim Reiten das Vorwärtsgehen, buckelt beim Einsatz treibender Hilfen unvermittelt los, ist nicht bereit, den Hals fallen zu lassen, und nimmt auf der Koppel wenig Anteil an seiner Umwelt. Alle diese Verhaltensweisen machen Sinn, da sie die Chancen des Überlebens sichern und den Schmerz dämpfen. Sie führen jedoch auch dazu, dass sich die Symptome chronifizieren.

Die Vermeidung der Dehnung des Halses, das fehlende Training der Gesamtmuskulatur und die damit verbundene verminderte Durchblutung der inneren Organe wirken einer Genesung eindeutig entgegen. Der Versuch, das Pferd energisch vorwärts zu reiten und eine Dehnungshaltung zu erzwingen, würde seinen bisherigen Selbstorganisationsprozess als „Fehler" definieren und Widerstand in Form von Flucht, Erstarrung oder Kampf auslösen. Von meinem Bild vom „Training eines Pferdes" muss ich Abstand nehmen. Zunächst signalisiere ich dem Pferd: „Ich interessiere mich dafür, wie du dich organisierst, nehme wahr, dass du dich langsam bewegst und Reize ausblendest." Ich bewege mich im Kontakt langsam, berühre das Pferd möglichst wenig. Beim Reiten halte ich immer wieder an oder verlangsame das Tempo. Dadurch, dass seine Schmerzen und Einschränkungen Beachtung finden, zeigt es zunehmend Interesse an mir. Es schaut mich vermehrt an und entwickelt beim Reiten Vorwärtsdrang, indem es von sich aus antrabt oder versucht, meine Signale zum Anhalten zu ignorieren. Auf der Koppel tobt es und nimmt Kontakt zu seinen Artgenossen auf. Sein Allgemeinzustand verbessert sich und die Muskulatur baut sich auf, sodass dadurch die sensible HWS gestützt wird und die Schmerzen nachlassen. Das Pferd fordert Impulse ein und steigt nicht mehr durch Buckeln aus der Kooperation aus, wenn es mit Reizen konfrontiert wird. Nach anderthalb Jahren können wir im Sinne der Ausbildungsskala miteinander arbeiten.

Lebewesen überprüfen ihre Wirklichkeitskonstruktionen (Muster) hinsichtlich der Auswirkungen auf ihre Ziele (grundlegende Bedürfnisse) im Dialog mit dem Gegenüber. In pädagogischen Prozessen werden Alternativen zum bisherigen Erleben und Verhalten durch eine Veränderung der Selektion von Reizen (neue Aspekte in den Blick nehmen) möglich.

Die vom Pferd nonverbal erzählte Geschichte über seinen Gesundheitszustand muss Wertschätzung und Achtung erfahren. Gleichzeitig dient die vom Pferd erzählte Geschichte nicht dem Erreichen des Ziels „Gesundheit", sodass Einladungen in Veränderung notwendig werden.

Fragen, die die Pädagogin bei der Prozessgestaltung leiten können

- Welche Aspekte werden in der verbal und nonverbal erzählten Geschichte betont oder ausgeblendet?
- Auf welches Ziel ist das Erzählen ausgerichtet?
- Dient die erzählte Geschichte dem Erreichen des Ziels?
- Welche Aspekte einer Geschichte müssen gewürdigt werden, damit neue Perspektiven zugelassen werden können?
- Auf was werde ich neugierig?
- Welche Fragen führen zu neuen Informationen und Perspektiven?

Kybernetik 2. Ordnung und die Bedeutung der Metaebene

Auf pädagogisches Handeln bezogen, besagt die Theorie der Kybernetik 2. Ordnung, dass die Pädagogin durch ihre eigenen Muster den Prozess beeinflusst (Schweitzer/von Schlippe 1998). Beobachtungen werden von ihr bewertet und eingeordnet, sodass sie Interventionen auswählt, die zu der Geschichte, die sie über sich erzählt, passen. Die Pädagogin gehört selbst zum Kontext, auf den sie einzuwirken versucht, und muss somit ständig mit in die Betrachtung einbezogen werden. Bei allen guten Vorsätzen der Neutralität bewerten wir Informationen dennoch auf der Grundlage unserer Lebensgeschichte. Diagnosen, Ideen und Handlungen basieren demnach lediglich auf ihren Konstrukten – es könnte alles auch ganz anders sein. Ohne diese eigene innere Orientierung hat die Pädagogin keine Möglichkeit, einen zielgerichteten Prozess und authentisches Feedback zur Verfügung zu stellen. Fehlt jedoch die Reflexion ihres Handelns, bemerkt sie nicht, wann sie anfängt, den Klienten zu manipulieren oder davon zu überzeugen, dass ihre Vorstellungen die einzig richtigen sind (Cecchin et al. 1996).

In der Zusammenarbeit tauschen die Pädagogin und der Klient ihre Sichtweisen aus. Dadurch ergeben sich neue Informationen, die die Pädagogin in der Interventionsgestaltung berücksichtigt. Dieser Prozess der Reflexion und Auseinandersetzung findet auf einer übergeordneten Ebene statt. Auf der Metaebene wird das sich erfahrende mit dem sich beobachtenden Selbst miteinander vernetzt. Die Frage „Wie gestalten wir Prozesse?" und nicht „Was tun wir?" rückt in den Vordergrund. Dadurch entwickelt sich die Fähigkeit, zum eigenen Denken, Fühlen und Handeln auf Distanz zu gehen und unterschiedliche Perspektiven zuzulassen. Das Einflechten der Metaebene ist nicht nur im Rahmen der Eigenreflexion ein wichtiges Handwerkszeug der Professionalisierung. Der Dialog mit dem Klienten über das „Wie" der Zusammenarbeit ist eines der wichtigsten Elemente der Prozessgestaltung.

FALLBEISPIEL

Frau H. – Wie gestalten wir unsere Zusammenarbeit?

Frau H. schildert mir am Telefon: Nils (4 Jahre) habe im Kindergarten Schwierigkeiten mit anderen Kindern. Er sondere sich ab, sei aggressiv und zeige wenig Respekt vor Erwachsenen. Außerdem würde er mit niemandem wirklich sprechen. Der Kinderarzt und die Erzieherinnen sähen dringenden Handlungsbedarf. Sie selber fühle sich überfordert, dafür zu sorgen, dass ihr Sohn sich nicht so ungewöhnlich verhält.

Erstkontakt am Stall: Nils' Mutter begrüßt mich, stellt sich nah zu mir und berichtet, wie wichtig es ihr sei, Hilfe zu bekommen. Nils steht etwas abseits, geht vor dem Stall hin und her. Nach einigen Minuten nähert er sich uns, sodass ich davon ausgehe, dass jetzt ein guter Zeitpunkt ist, mit ihm Kontakt aufzunehmen. Ich gehe in die Hocke und begrüße ihn – aus meiner Wirklichkeitskonstruktion heraus – freundlich. Nils bewegt sich zielstrebig auf mich zu und schlägt mir mit seiner kleinen Hand ins Gesicht, dreht sich um und geht zurück zum Stall. Frau H. steht wie angewurzelt neben mir. Als ich mich ihr zuwende, entschuldigt sie sich, es sei ihr so unangenehm. So sei das immer, wenn sie nicht aufpasse. Sie könne verstehen, wenn ich nicht mit ihnen arbeiten wolle.

Meine erste Aufgabe besteht darin, die erzählte Geschichte von Mutter und Sohn zu achten. Gleichzeitig melde ich ihnen zurück, wie ich das Erlebte ein-

ordne. Nils erlebt meine Annäherung scheinbar als bedrohlich und schützt sich. Dies ist ihm gut gelungen und stellt somit eine Kompetenz dar. Nils hat mir eine klare nonverbale Rückmeldung gegeben und dafür gesorgt, dass seine Bedürfnisse für mich sichtbar werden. Frau H. scheint sich für ein Kind, das sich so verhält, zu schämen. Sie zeigt offen, wie es ihr geht und wie sehr sie unter dem Gefühl, als Mutter nicht kompetent zu sein, leidet. Ich melde ihr zurück, dass ich ihr Erschrecken gut nachvollziehen könne. Ich sähe aber auch ihre Kompetenz, offen zu den Schwierigkeiten zu stehen: Ihre Haltung „Auch wenn ich mich schäme, ich höre nicht auf, Veränderung einzufordern und mir Hilfe zu suchen" sei aus meiner Sicht eine äußerst kompetente elterliche Haltung. Nils sage ich, dass Pferde, wenn sie sich nicht kennen, treten und beißen, bis der andere weiß, dass er weggehen soll. Ich hätte verstanden, dass er es auch so macht. Das sei für mich erst mal in Ordnung. Dann frage ich ihn, ob wir das Pferd gemeinsam aus dem Stall holen könnten und er willigt ein.
Beim Putzen nähere ich mich Nils nur, wenn er mich dazu auffordert, und nutze die Zeit für Beobachtungen. Ich melde ihm z. B. zurück, wie er sich durch vorsichtiges Bürsten am Hals auf die Unruhe des Pferdes (Rodin wendet den Kopf hin und her) einstellen könne. Frau H. berichtet, dass Nils auch zu ihrem Hund eine besonders enge Beziehung habe. Diese Information nutze ich, um Nils nach dem Namen des Hundes zu fragen. Er lässt sich auf einen ersten vorsichtigen Dialog ein. Am Ende der Stunde frage ich Frau H., was ihr in dieser Stunde guttat und was für sie eher störend war. Die Mutter meldet zurück: Sie sei froh, dass ich nicht mit Nils geschimpft habe. Er wäre dann nur noch abweisender. Es habe ihr gutgetan, dass wir nicht so viel über das Problem geredet und einfach nur das Pferd geputzt hätten. Sie habe sich etwas zurücklehnen können, das habe sie erleichtert. Sie habe Nils auch ruhiger und interessierter erlebt. Wichtig sei ihr aber, dass Nils sich nicht mehr so benimmt, das sei unerträglich. Dieses Gefühl, als Mutter nichts dagegen unternehmen zu können, sei schrecklich. Ich schlage ihr vor, zunächst an drei Zielen zu arbeiten:

- miteinander Ruhe finden und uns näher kennenlernen
- gemeinsam erforschen, ob Nils andere Möglichkeiten finden kann, Menschen mitzuteilen, dass sie ihn in Ruhe lassen sollen
- überlegen, wie sie ihn als Mutter dabei unterstützen kann

Frau H. ergänzt meinen Vorschlag. Es sei ihr wichtig, dass Nils mit anderen Menschen (nicht mit jedem) spricht und zu ihnen Kontakt sucht. Wir vereinbaren, uns nach jeder Stunde darüber auszutauschen, ob wir den Zielen etwas näher gekommen sind und wie wir das erreicht haben. Nils hört unserem Gespräch zu.

Die Achtung vor dem Erleben, verbunden mit der Thematisierung der darin enthaltenen Ressource, führt zu einer deutlichen Beruhigung und zu einer Kontaktmöglichkeit am Pferd. Durch meine Rückmeldung stelle ich neue Aspekte zur Unterschiedsbildung zur Verfügung. Dabei wird die Aufmerksamkeit auf die Ressource und Lösung und nicht auf „das Problem" gelenkt.

Zu Beginn der Zusammenarbeit ist es wichtig, dass die Pädagogin dem Klienten Einblicke in ihre Sichtweise gibt. Dann weiß der Klient, was ihn erwartet und mit welcher inneren Haltung die Pädagogin ihm begegnet. Unterbleibt dies, stoßen die unterschiedlichen Sichtweisen immer wieder unreflektiert aufeinander. So entstehen Störungen im Prozess. Beide Seiten müssen ihre Sicht der Dinge offenlegen, damit ein demokratischer Dialog und gemeinsames Handeln entstehen. Hierzu gehört die Bereitschaft der Pädagogin, eigene Sichtweisen durch den Klienten infrage stellen zu lassen. So meldet Frau H. mir deutlich zurück, dass sie es nicht als hilfreich ansieht, wenn ich „nette" Stunden am Pferd gestalte und das eigentliche Problem aus dem Blick geraten lasse. In Gesprächen auf der Metaebene über das „Wie der Zusammenarbeit" begegnet die Pädagogin dem Klienten auf Augenhöhe. Der Klient wird als kompetentes Gegenüber in seiner Beurteilung des Prozesses ernst genommen.

Oftmals irritiert Klienten die Frage „Wie sieht unsere Zusammenarbeit gerade für Sie aus, und wie sollen wir zukünftig miteinander arbeiten?", da sie es gewohnt sind, als behandlungsbedürftig, nicht aber als kompetent handelnd wahrgenommen zu werden. Frau H. weiß nach dieser Stunde, dass ich an ihrer Rückmeldung interessiert bin und wir als Team Austauschprozesse über die Zusammenarbeit gestalten. Spielt sich der Dialog auf der Metaebene ein, gelingt es den Klienten zunehmend, auch in Bezug auf ihr eigenes Verhalten, Distanz einzunehmen. Sie gehen dann der Frage nach „Wie gestalte ich mein Handeln, und welche Auswirkungen hat dies?" Für Nils werden wir in der Folgezeit zu einem Modell, wie unterschiedliche Meinungen ausgetauscht werden, wie wir mit Differenzen umgehen und uns gemeinsam über Fortschritte und Kompetenzen freuen.

Fragen, die die Pädagogin bei der Prozessgestaltung leiten können

- Welche Informationen fokussiere ich, welche blende ich aus?
- An welchem Bild vom Klienten orientiert sich meine Intervention?
- Wann und wie wechsele ich im Prozess auf die Metaebene und gehe zum Geschehen in Distanz?

- Welche Muster nehme ich bei mir wahr?
- Woran erkenne ich, dass eigene Veränderungsprozesse anstehen?
- Wie nimmt der Klient Rückmeldung zu seinen Ressourcen auf?
- Welchen Einladungen zur Wahrnehmung auf der Metaebene folgt der Klient?

Diagnostik – kleine Schritte zwischen Problem und Lösung

Lange Zeit verweigerten sich systemische Pädagoginnen und Therapeutinnen der Diagnostik, da eine defizitorientierte Zuordnung von Menschen in festgelegte Kategorien (wie z.B. in der ICD-10) nicht zu ihrem Menschenbild passte. Basierend auf dem Bestreben, eine wissenschaftliche Anerkennung zu erreichen, haben sich Schweitzer und von Schlippe (2006) intensiv mit der Frage auseinandergesetzt, wie eine Verortung der systemischen Beratung und Therapie in der Diagnostik aussehen könnte, ohne die eigene Grundhaltung zu negieren.

„Vielmehr wird eine Krankheit als Teil einer größeren, je nach Perspektive als störend oder auch gestört erlebten Interaktion angesehen, an der eine oder mehrere Personen so sehr leiden, dass ihnen Krankheitswert zugeschrieben wird" (Schweitzer/von Schlippe 2006, 15).

Die Diagnose des Klienten bezieht sich immer auf sein Bezugssystem, in dem sich durch Interaktionen Muster aufgebaut haben, die bei ihm zur Entwicklung von Symptomen führen. Die Autoren stellen weiter fest:

„In der systemischen Therapie dienen diagnostische Fragen weniger der Erhebung von individualpsychologischen Zustandsbildern als vielmehr der Beschreibung von familiären Kommunikationsabläufen und den damit verbundenen Perspektiven und Erwartungshaltungen der Betroffenen" (Schweitzer/von Schlippe 2006, 27).

Mithilfe der Diagnostik wird es möglich, die Komplexität der Informationen zu reduzieren und Erwartungen an Verhaltensweisen abzuleiten. Auf der Grundlage der Diagnose sortiert die Pädagogin ihr Wissen und wählt Interventionen aus. Der Austausch mit Kolleginnen wird mithilfe der Diagnosen strukturiert und durch die gemeinsame Sprache erleichtert. Dabei besteht die Gefahr der Verallgemeinerung, sodass das Individuum mit seinem Erleben aus dem Blick gerät. Jede Diagnose ist nur ein Konstrukt, mit dessen Hilfe sich Komplexität reduziert und Handlungsfähigkeit sicherstellen lässt, aber keine objektive Wahrheit. Es könnte aber alles auch ganz anders sein.

Diagnosen ergeben ohne Ableitung von konkreten Zielen für die pädagogische Arbeit wenig Sinn. Kröger sieht es als grundlegend für pädagogische Prozesse an, „das unbewusst treibende Motiv zu finden" (2005, 48). Aarts (2005) schließt daran an, indem sie davon ausgeht, dass unangemessene Verhaltensweisen darauf hinweisen, dass ein Mensch eine Fähigkeit noch nicht ausreichend entwickelt hat, um seine Bedürfnisse zu befriedigen. Die Pädagogin muss wissen, wie Menschen sich Fähigkeiten wie Empathie, Dialoggestaltung, Konfliktfähigkeit oder Selbstfürsorge aneignen, damit sie den Aufbau von Kompetenzen unterstützen kann (Aarts 2005). Oftmals werden in Förderplänen Ziele wie Entwicklung von Selbstbewusstsein, Abbau von Aggressionen oder angemessenes Sozialverhalten benannt. Diese allgemeinen Ziele laufen Gefahr, nicht ausreichend mit Inhalt gefüllt und in kleine Schritte unterteilt zu werden. So weiß weder der Klient noch die Pädagogin, wie konkret daran zu arbeiten und woran das Erreichen des Ziels festgemacht ist. Damit Menschen Motivation entwickeln, Veränderungsprozesse aktiv zu gestalten, brauchen sie klare, konkrete und in ihren Auswirkungen positiv gerichtete Ziele (Welche Kompetenz muss in kleinen Schritten entwickelt werden?) und keine statisch festgeschriebene Diagnose.

FALLBEISPIEL

Familie T. – das Erarbeiten erster Ziele in der Zusammenarbeit

Herr und Frau T. kommen zum Erstgespräch in die Praxis, um Ralf zum Heilpädagogischen Voltigieren anzumelden. Als Vorinformation liegt mir die Diagnose des Kinderarztes vor: Verdacht auf ADHS mit stark dissozialem Verhalten und verminderter Aggressionskontrolle. Ralf ist 4,6 Jahre alt. Er geht in einen Regelkindergarten. Ralf hat einen Zwillingsbruder, Martin, und einen vier Jahre älteren Bruder. Die Teilnahme an einer Gruppenmaßnahme zum Training des Sozialverhaltens wird empfohlen.

Auszug aus dem Erstgespräch

Imke Urmoneit (I.U.): „Wenn eine Fee käme und das Problem über Nacht weg

hexen würde, woran würden Sie das nach dem Aufwachen als Erstes merken? Was wäre anders?"
Pause
Mutter: „Wenn ich jetzt ganz gemein bin, dann sag ich, ein Kind fehlt zu Hause." (Sie lacht verhalten.)
I.U.: „Ah, ja … hm."
Mutter: „Also ich glaube, das ist doch … dieses Zwillingsproblem ist ein großes Problem."
I.U.: „Ja."
Mutter: „Bei mir selber, dass ich das einfach von Anfang an gar nicht haben wollte, zwei auf einmal. Und deswegen glaube ich auch, dass da nicht einer dran schuld ist."
I.U.: „Ja."
Mutter: „Aber es ist schon so, dass der Ralf eben bei uns derjenige in der Familie ist, der mir oder uns, auch seinen Brüdern, die größten Probleme bereitet."
I.U.: „Das ist einer der Zwillinge?"
Mutter: „Ja, genau. Also entweder wäre er einfach morgen ein anderes Kind oder er wäre einfach nicht da."
I.U.: „Was hätten sie lieber?"
Mutter: „Schon ein anderes Kind. Klar." (Sie lacht.)
I.U. (an den Vater gerichtet): „War das bei Ihnen auch so, als sie erfahren haben, es werden Zwillinge, dass sie gedacht haben ‚Oh Gott, das werden zwei, wir wollen doch keine zwei'?"
Vater: „Mich hat das nicht so erschreckt – nicht *so*. Es ist aber schon so: *Zwillinge*! Ich habe nicht gewusst, was uns da bevorsteht. So im Nachhinein betrachtet, ist das schon so (er lacht), es ist schon sehr viel Arbeit. Ralf ist unser Sorgenkind. Meine Antwort wäre, dass Ralf vielleicht einfach besser folgt."
I.U.: „Ja, dass er ihre Leitung akzeptiert."
Vater: „Dass das Verständnis einfach besser ist. Der kann so lieb sein … aber einfach das tägliche Leben."
I.U.: „Ich habe noch kein Bild davon, was genau so anstrengend an diesem Kind ist."
Mutter: „Ja, ich habe da ein ganz neues Beispiel. Das steht für alles, was in den letzten zwei Jahren immer wieder anstrengend mit ihm war. Seit September geht er mit seinem Bruder zusammen in die Musikschule. Da sind 16 Kinder und ein Musiklehrer. Dienstag war die letzte Stunde, und danach kommt der Musiklehrer auf mich zu und sagt: ‚Also, ich habe Ärger mit dem Ralf. Er folgt nicht, er hört nicht, wenn ich sage, es ist Ruhe, dann trommelt er weiter. Wenn ich sage, er soll sich setzen, steht er auf. Also er fordert die ganze Aufmerksamkeit für

sich alleine. Ich kann mich damit nicht auseinandersetzen, entweder er folgt, oder er kommt nicht mehr.' Ralf steht dabei und sagt: ‚Gut, ich komme nicht mehr!' Er will dort nicht mehr hin."

I.U.: „Ist das in Ihrer Familie ähnlich? Gibt es da auch Situationen, in denen er die ganze Aufmerksamkeit haben will? Aber da können Sie ihm nicht so etwas sagen …"

Mutter: „Ich kann ihm nicht sagen (sie lacht): ‚Jetzt brauchst du nicht mehr kommen.'"

I.U.: „Gibt es Ausnahmen? Gibt es Dinge, bei denen es nicht so ist, wo er sich sehr wohlfühlt?"

Mutter: „Ja, wenn man für ihn alleine Zeit hat."

Vater: „Das ist schwer, dass man das gerecht hinbekommt. Unser Martin, der zweite Zwilling, ist unser Sorgenkind in die andere Richtung. Er bekommt fasst zu wenig ab."

I.U.: „Ah, ja."

Vater: „Er fordert es nicht ein und dann beschäftigt er sich allein. Er ist z. B. das Kind, das beim Essen ist, dann träumt er und fängt richtig an zu gestikulieren, und er ist dann in seiner Traumwelt."

I.U.: „Das heißt, da werden sie im Kindergarten eher hören: ‚Der ist sehr angenehm, pflegeleicht.'"

Vater: „Ach ja, der ist pflegeleicht. Den kann man in die Ecke setzen. Das ist beim Ralf anders. Da ist dann die Gefahr, dass Martin zu wenig abbekommt."

I.U. (an die Mutter gerichtet): „Sie haben vorhin auf meine Frage, wenn über Nacht eine Fee käme und das Problem weg wäre, gesagt, wenn sie ganz gemein wären, dann würde ein Kind fehlen. Und ich hatte gerade so das Bild: Vielleicht kämpfen die beiden darum, wer dann fehlen müsste."

Mutter: „Hm."

I.U.: „Der eine macht sich sozusagen unsichtbar, lebt in seiner eigenen Welt und sagt: ‚Ich bin derjenige, der nicht da sein dürfte.' Und der andere, der haut drauf, macht Rambazamba und sagt: ‚Schmeißt mich raus, dann habt ihr nur noch einen.' Das ist übertrieben, aber so ein Bild hatte ich im Kopf."

Pause

Mutter: „Hm, vielleicht ja. Also das ist jetzt für mich ein neuer Gedanke, aber nicht so ganz abwegig."

I.U.: „Vielleicht ist es zunächst wichtig, dass beide einen Platz in Ihrem Herzen finden, als Zwillinge, auch wenn Sie sich das damals nicht gewünscht haben."

Mutter: „Als Zwillinge vielleicht ja, als Kinder … als Kinder in meinem Herzen … Wir haben uns irgendwann mal darüber unterhalten, ob man eigentlich Lieblingskinder haben kann. Und die meisten sagen ja: ‚Nein, das kann ich überhaupt nicht sagen.' Ich kann das sehr wohl sagen. Da hat eigentlich jeder von

uns ein Lieblingskind und der Ralf bleibt wieder übrig. Das ist es, warum ich glaube, dass er so kämpfen muss. Dass er das merkt."
I.U.: „Dass er das spürt."
Mutter: „Ich glaube nicht, dass der Martin sich ungeliebt fühlt, das glaube ich jetzt nicht."
I.U.: „Ralf würde sagen: ‚Mama und Papa haben die anderen eh viel lieber.'"
Mutter: „Ja."
Vater: „Das ist schon so ein Kampf um einen Platz zwischen den beiden. Der Älteste hat einen Platz."

Im weiteren Verlauf schildert der Vater seine Schwierigkeiten, mit Martin in Kontakt zu kommen. Er finde keinen Anschluss an die Traumwelt seines Sohnes, wisse gar nicht, wie es ihm gehe. Frau T. malt ein Bild von ihrem Alltag mit Ralf. Jedes Mal, wenn sie sich begegneten, erwarte sie einen Konflikt, der dann auch komme. Außerdem wünsche sie sich mehr Unterstützung durch ihren Mann. Mein Eindruck am Ende der Stunde ist, dass die Familie einen geschützten Rahmen braucht, um positive gemeinsame Erfahrungen zu machen, Freude aneinander zu entwickeln und mehr darüber zu erfahren, was den anderen bewegt. Für Ralf ein Training sozialen Verhaltens in einer Gruppe anzubieten, erscheint mir auf der Grundlage der Familiendynamik zunächst nicht sinnvoll. Er könnte dort zwar neue Verhaltensstrategien erlernen, eine Veränderung im Kontakt mit den Eltern ergäbe sich jedoch eher nicht. Ich bin mir sicher, dass ein 4½-jähriger Junge als wichtigen ersten Schritt einen verlässlichen und positiv gerichteten Kontakt zu seinen Eltern braucht, um sich auf das Erlernen neuer Fähigkeiten einlassen zu können. Die Eltern erlebe ich offen und an einer guten Beziehung zu ihren Kindern interessiert. Diese Gedanken teile ich den Eltern mit und mache den Vorschlag, für einige Wochen in Zweierteams (der Vater mit Martin und die Mutter mit Ralf) am Pferd zu arbeiten. Beide nehmen den Vorschlag an und lachen darüber, dass sie nicht damit gerechnet hätten, auch auf das Pferd zu dürfen.

Burr sieht es als Aufgabe der Diagnostik an, Kompetenzen in die Beschreibung einzubeziehen.

„Wenn wir den Prozess lösungsorientierter Diagnostik so verstehen, dass wir auf eine Weise Unterschiede erzeugen, dass wir erfahren und verhandeln können, wer, welche Ressourcen zur Behebung einer Beschwerde beitragen kann, dann kommt es vor allem darauf an, eine Möglichkeit zu schaffen, sich gegenseitig den verfügbaren ‚Pool' an Ressourcen zu zeigen und gemeinsam ein Passen zu entwickeln" (2002, 43).

Um eine ressourcen- und lösungsorientierte Sichtweise konsequent zu verfolgen, lade ich die Familie ein, den Fokus der Aufmerksamkeit auf die Ressourcen in der gemeinsamen Geschichte zu lenken. Dadurch, dass nicht die isolierte Geschichte von Ralfs Auffälligkeiten erzählt wird, ergeben sich andere Blickwinkel und somit neue Lösungsideen. Die Familie braucht als ersten kleinen Schritt einen geschützten Rahmen für die Begegnung, um sich ihre Ressourcen und Bedürfnisse zu zeigen.

Ralf fehlen noch viele altersgemäße Kompetenzen. Dies lädt dazu ein, einen umfangreichen Förderplan zu erstellen, der sich an gesellschaftlich definierten Normen orientiert. Entscheidend ist es jedoch, der aktuellen Begegnung und den sichtbar werdenden Themen Raum zu geben. Konkrete kleine Zielschritte können sich nicht einfach an eine Diagnose anlehnen. Es muss Raum bleiben für die individuelle Lebensgeschichte der Menschen, für ihre Träume, Bedürfnisse, Bedenken und die realistische Betrachtung des Möglichen. Entfernen sich Pädagoginnen von allgemeinen Lernzielen und legen den Schwerpunkt auf die Prozessgestaltung, nimmt das Maß an Planbarkeit ab. Dafür eröffnen sich Möglichkeiten der Kreativität, der Entwicklung von Eigenaktivität aller Beteiligten, eines Perspektivwechsels und einer Aufweichung der individuumszentrierten Diagnosen.

Neue Kompetenzen bauen Kinder auf, wenn das Üben in den Alltag eingebettet ist und in erster Linie die Eltern und nicht die Pädagogin die Unterstützungsfunktion übernehmen (Gammer 2007). Die Eltern teilen mit, dass sie sich insbesondere mit den Zwillingen nicht in einem positiv gerichteten Kontakt fühlen. Dieser ist jedoch Grundlage für die Unterstützung von Entwicklung und wird somit als Erstes aufgebaut.

Fragen, die die Pädagogin bei der Prozessgestaltung leiten können

- In welchem Kontext ist die Diagnose entstanden?
- Welche Ressourcen werden in der Diagnose beschrieben?
- Welche Bedeutung wird der Diagnose gegeben?
- Welche Erwartungshaltungen entstehen in mir?
- Erfüllen sich meine Erwartungen im Kontakt mit dem Klienten?
- Erzeugt die Diagnose Aktivität oder Passivität hinsichtlich der Veränderungsmotivation?
- Ist der Klient in seinem Alltag in positiv gerichteten Beziehungen eingebettet?
- Welche positiv gerichteten Ziele werden beschrieben? Wie könnte ein erster kleiner Schritt aussehen?

Kontextrelevanz – eine ökosystemische Perspektive

In den letzten Jahrzehnten wuchs die gesellschaftliche Akzeptanz unterschiedlicher Lebenskonzepte, sodass die Gestaltungsfreiheit des Einzelnen stetig zunahm. Stierlin (2003) gibt jedoch zu bedenken, dass es damit auch schwieriger wird, den unterschiedlichen Bedürfnissen im Rahmen des Zugehörigkeitssystems gerecht zu werden und sich auf eine gemeinsame Wahrnehmung der Wirklichkeit zu einigen. Menschen müssen ihre Individualität in Bezogenheit zu ihren Sozialpartnern entwickeln und Anpassungsleistungen erbringen. Nicht selten treten dabei Verhaltensweisen auf, die der Mensch oder Teile seines Zugehörigkeitssystems als nicht angemessen erleben. Die Entwicklung von Selbstvertrauen und das Ausleben eines individuellen Lebensentwurfs können angezeigt sein. Innerhalb des sozialen Bezugssystems stößt so etwas jedoch nicht selten auf Abwehr. Schmidt führt aus:

> „Alles gewinnt seine Bedeutung, seinen Sinn und seine Wirkung erst in seinem Situationszusammenhang, seinem (ökosystemischen) Kontext. Werden verallgemeinernde, aus den jeweiligen Kontexten gerissene Beschreibungen vorgenommen, etwa bei psychopathologischen oder Organisationsdiagnosen, erscheinen viele Phänomene in ihrem Sinn nicht mehr verstehbar" (2010, 53).

Ob eine Verhaltensweise als Defizit oder Kompetenz angesehen wird, hängt davon ab, in welchem Kontext das Verhalten gezeigt wird und wer die Bewertung vornimmt. Aufgrund von Loyalitäten zu Eltern, Freunden und Arbeitskollegen begrenzen Menschen Veränderungsschritte häufig, damit die Stabilität ihres sozialen Bezugssystems nicht in Gefahr gerät. Die Entwicklung von Autonomie und das Wagen von Veränderung bringen nicht selten eine Distanzierung vom Zugehörigkeitssystem oder die Zunahme von Konflikten mit sich.

FALLBEISPIEL

Frau W. zwischen Herkunftsfamilie und eigenem Lebensweg
Frau W. (35 Jahre) meldet sich aufgrund von Schwierigkeiten in der Erziehung ihrer Kinder (5 und 7 Jahre alt) zur Familienberatung unter Einbezug des Pfer-

des an. Sie sei erschöpft, unsicher und könne sich nicht durchsetzen. Ihr Mann sei streng, fast aggressiv zu den Kindern. Zum Erstkontakt am Pferd kommen die Eltern mit ihren beiden Kindern. Wir putzen Rodin gemeinsam und gehen dann zum Führen des Pferdes in die Reitbahn. Frau W. wartet ab, hält sich eher am Rand auf und registriert die Wünsche der Kinder. Eigene Wünsche äußert sie nicht. Beim Führen des Pferdes schaut sie sich häufig zu Rodin um, gibt keine Richtung vor und wartet darauf, dass das Pferd aktiv wird. Rodin macht die Führungslosigkeit deutlich, indem sich das Pferd entweder überhaupt nicht vom Fleck bewegt oder aber in Schlangenlinien über den Platz geht. Frau W. meldet zurück, dass sie so ja nirgends ankommen könne. Die Kinder suchen in den sechzig Minuten viermal Kontakt zur Mutter. Kommen Streitigkeiten zwischen den Kindern auf, überlässt sie die Regelung ihrem Mann.
In einem Einzelgespräch in der Praxis bitte ich Frau W., mir von ihrer Familie zu erzählen. Frau W. berichtet, dass sie in ihrem Elternhaus leben. Ihren Mann habe sie aufgrund einer Schwangerschaft heiraten „müssen", er sei nicht der Schwiegersohn, den ihre Eltern sich erhofft hätten. Ihre Familie führe seit vielen Jahren ein angesehenes Geschäft, und ihr Vater fülle wichtige Ämter in der Gemeinde aus. Er sei sehr dominant und bestimme das Zusammenleben. Als Kind habe sie ihn abwesend oder strafend erlebt. In Bezug auf ihre Kinder mische er sich oft ein, da er ihr und ihrem Mann die Erziehung nicht zutraue. Dabei stelle er Regeln auf, die sie nicht unterstützen könne. Widerspruch wage sie aufgrund des aufbrausenden Temperaments ihres Vaters nicht. Ihre Mutter sei schon seit vielen Jahren depressiv, klage über die Unruhe im Haus. Sie leiste der Mutter oft Gesellschaft in der Hoffnung, dass ihr dies guttue. Mit ihrem Mann komme es zum Streit, wenn er sie auffordere, ihre Eltern in die Schranken zu verweisen und zu den Kindern strenger zu sein. Er arbeite viel und habe wenig Zeit für die Familie. Als Anliegen nennt sie die Stärkung ihrer Erziehungskompetenzen und das Gewinnen von Selbstvertrauen. Sie wolle am Pferd üben, sich durchzusetzen und an ihren Zielen „anzukommen". Wir schauen uns an, welche Auswirkungen die Erfüllung dieses Auftrags in Bezug auf ihr Zugehörigkeitssystem haben könnte:

- Eigenes inneres Erleben: Sie würde innerlich wachsen, könnte Entscheidungen treffen, Nein sagen, mehr auf ihre eigenen Wünsche schauen und hätte mehr Nähe zu ihren Kindern.
- Beziehung zu ihrem Vater: Sie stünde vor der Entscheidung, die neuen Kompetenzen zu Hause nicht anzuwenden oder einen Konflikt mit ihrem Vater zu wagen. Sie würde ihm untersagen, sich in ihre Familie einzumischen. Davor habe sie große Angst, und wahrscheinlich würde die Familie daran zerbrechen.

- Beziehung zu ihrer Mutter: Sie könne das Klagen der Mutter nicht mehr ertragen. Sie würde ihre Zeit lieber mit einer Freizeitbeschäftigung oder mit ihrem Mann verbringen. Die Mutter würde sich im Stich gelassen fühlen und hätte niemanden mehr.
- Beziehung zu ihrem Mann: Sie glaubt, er hätte gerne eine starke und selbstbewusste Frau, die auf seiner Seite steht und ihrem Vater Grenzen setzt. Sie könne seine Abwesenheit in der Familie und die Wutausbrüche aber nicht mehr hinnehmen. Über ihre Bedürfnisse könne sie nicht mehr schweigen. Dies würde ihre Paarbeziehung auf eine Probe stellen.
- Beziehung zu den Kindern: Sie hätten eine starke Mutter, auf die sie stolz sein könnten und die ihnen das beibrächte, was sie für ihr Leben bräuchten. Sie würde den Einfluss von außen begrenzen und ihre Kinder vor den unsinnigen Regeln des Großvaters, dem Klagen der Großmutter und den Ausbrüchen des Vaters schützen. Die Kinder würden aber auch erleben, dass die Familie zu zerbrechen drohte, und es sei nicht sicher, ob sie und ihr Mann sich neu finden könnten.

Der gemeinsame Blick auf die Auswirkungen macht ihr bewusst, welche Herausforderungen auf sie warten. Die Wahrscheinlichkeit, dass die Umsetzung in ihrem Alltag scheitert, ist groß und würde ihr Gefühl der Unfähigkeit verstärken. Das Erlernen von Kompetenzen am Pferd ist eine Sache, die Umsetzung in ihrem sozialen Bezugssystem ist jedoch eine ganz andere Frage. Sie meldet zurück, dass sie Zeit braucht, sich mit den Auswirkungen zu beschäftigen, bevor wir mit der Arbeit am Pferd beginnen. Außerdem wolle sie mit ihrem Mann sprechen und ihn bitten mitzuarbeiten.

Das Verhalten von Frau W. ergibt in ihrem sozialen Kontext einen Sinn. In Bezug auf den Erhalt des „Friedens" in ihrer Herkunftsfamilie, an die sie eng angebunden ist, stellt ihr Verhalten eine Kompetenz dar. Für die Erziehung der Kinder und auch in der Gestaltung der Beziehung zu ihrem Mann erscheint das gleiche Verhalten eher als Defizit. Dass sie etwas verändern will spricht dafür, dass die bisherige Lösung von ihr nicht mehr als angemessen bewertet wird. Es ist wichtig, gemeinsam mit der Klientin die Veränderungsakzeptanz im sozialen Bezugssystem zu prüfen und alternative Strategien auszuloten, die einen geringeren Preis kosten. Ohne die Reflexion der Auswirkungen und die damit verbundene Vorbereitung auf die zu erwartenden Schwierigkeiten beim Transfer der Kompetenzen in den Alltag, bleibt das Training am Pferd ohne Bezug zum Leben der Klientin. Durch das Verweilen bei den Auswirkungen kann Frau W. ihrem bisherigen Verhalten einen Sinn geben und es als Kompetenz wahrnehmen. Sie spürt die große Loyalität zu ihren Eltern, die Trauer über den lange Jahre hinten angestellten individuellen Lebensentwurf, ihre Leistung in all den Jahren und die Angst, ihre Wünsche nach Veränderung in ihrem Lebenskontext zu realisieren.

Prozesse der Individuation sind immer dann nachhaltiger, wenn sie auf eine Veränderungsakzeptanz im sozialen Bezugssystem treffen und von einer wohlwollenden Feedbackkultur begleitet werden. Frau W. braucht für das Finden einer neuen Balance zwischen Individuation und Bezogenheit die Rückmeldung ihrer Bezugspersonen und die Klärung der Frage, wie groß die Veränderungsakzeptanz im System ist. Ein erster Schritt, den sie aus eigener Kraft geht, ist die Bitte an ihren Mann, mitzuarbeiten.

Die Berücksichtigung des sozialen Bezugssystems ist insbesondere in der Arbeit mit jungen Menschen unverzichtbar. Ihr Überleben ist verknüpft mit der Abhängigkeit von ihren Bezugspersonen. Fordere ich Veränderungen vom Kind ein, die das Kind in einen Loyalitätskonflikt mit den Eltern bringen, gerät das Kind unweigerlich unter Druck. In der Arbeit mit Kindern ist außerdem zu berücksichtigen, dass sie sich stärker als Erwachsene unbewusst an das Bezugssystem anpassen und auf Atmosphären intuitiver reagieren. Für das Treffen bewusster Entscheidungen und die Überprüfung der Auswirkungen fehlen ihnen Verarbeitungsmöglichkeiten im noch nicht voll ausgereiften Kortex.

Im pädagogischen Setting lösen Kinder dieses Problem geschickt, indem sie in der Stunde die Kompetenzen „brav“ entwickeln. Gerade Kinder sind am Pferd oft „ganz anders“, sodass die geschilderten Probleme kaum nachvollziehbar sind. Vom Zugehörigkeitssystem wird jedoch zurückgemeldet, dass die Schwierigkeiten im Alltag anhalten. Diese Situation darf keinesfalls dazu führen, sich selbst aufzuwerten und die Eltern abzuwerten im Sinne: Wenn sie mit dem Kind so umgehen würden wie ich, würde sich das Problem erübrigen. Berücksichtigt werden muss, dass am Pferd ein anderer Kontext anderes Verhalten ermöglicht.

> „Heute weiß man, dass Kompetenzen und Kompetenzerleben kontextabhängig sind, d. h. in der einen Situation vollständig zur Verfügung stehen können, während in einer anderen Situation der Zugriff unmöglich erscheint“ (Wienands 2010, 70).

Daher ist es Aufgabe der Pädagogin, in begleitenden Elterngesprächen die Auswirkungen von Veränderung im Interesse des Kindes zu prüfen und zu erarbeiten, wie die Eltern die Veränderungsschritte im Alltag unterstützen können. Jeder Mensch und insbesondere Kinder brauchen ein hohes Maß an

Veränderungsakzeptanz und wohlwollendes Feedback im Alltag. Gammer (2007) stellt ausführlich dar, wie sie Kinder gemeinsam mit ihren Eltern in Veränderungsprozessen begleitet. Sie lehnt Settings, in denen Fachleute versuchen, Kindern angemessenes Verhalten beizubringen, ab und führt dazu aus: „so wird von Anfang an klargestellt, dass die Therapeutin nicht die Eltern ersetzen soll oder auch nur vorhat, adäquates elterliches Verhalten zu demonstrieren" (Gammer 2007, 188). Aarts (2009) schließt mit der Kommunikations- und Entwicklungsmethode Marte Meo daran an (→ Exkurs „Die Marte-Meo-Methode").

EXKURS

Die Marte-Meo-Methode

Bei der Entwicklung der Methode hat sich Aarts (2009) von der Frage leiten lassen, welche Elemente in der Interaktion zwischen Menschen dazu führen, dass Menschen Kompetenzen entwickeln. Das Wissen um förderliche Interaktionen und um Kompetenzen, die entwickelt werden müssen, macht es möglich zu beobachten, was von einem Menschen schon entwickelt wurde und welche Entwicklungsschritte noch ausstehen. Für Aarts stehen dabei die Form der Kommunikation und somit die Frage der Beziehungsgestaltung im Mittelpunkt. Aarts ist es außerordentlich wichtig, dass ihre Methode praxisnah und „einfach" ist, sodass alle Menschen die einzelnen Schritte nachvollziehen und mit minimaler Hilfestellung von außen ihre Entwicklung aus eigener Kraft gestalten können. Sie hat die Entwicklungsaufgaben in der Kommunikation auf einige wenige Elemente reduziert, die ihr wesentlich erscheinen, um den Menschen in die Lage zu versetzen, ohne Hilfe von außen sein Leben positiv gerichtet gestalten zu können. Die Elemente, auf die es in der Kommunikation ankommt sind:

- Wahrnehmen, was ist: Interaktionen werden „verlangsamt" betrachtet, um herauszufinden, welche Initiativen gezeigt werden und welche kleinen Signale zu beobachten sind.
- Bestätigen, was ist: Durch Zuwendung, Blickkontakt und nonverbale sowie verbale Rückmeldung wird dem Gegenüber signalisiert, dass die Initiative Beachtung findet.
- Benennen, was ist: Die Initiative des Gegenübers wird mit Worten benannt, sodass Orientierung entsteht und die Gefühle auch verbal ausgedrückt werden können.
- Sich in der Interaktion abwechseln (Führen und Folgen): Durch Einladungen, sich im Dialog abzuwechseln, wird die Fähigkeit der Kooperation aufgebaut.

- Lenken und Leiten (positiv gerichtet führen): In komplementären Beziehungen haben z. B. Eltern die Aufgabe, ihrem Kind durch Regeln eine Richtung vorzugeben. Dafür bedarf es der Gestaltung von Anfangs- und Endsignalen und der Anleitung des Gegenübers, die Regeln und Grenzen zu achten.

Aarts (2009) setzt die Videokamera ein, um die Interaktionen der Klienten festzuhalten. Anschließend wählt sie Sequenzen von wenigen Sekunden bis Minuten des Videos aus, in denen sich das benannte Ziel der Klienten oder der Fachkraft bereits eingestellt hat. Sie betrachtet die Ausschnitte gemeinsam mit den Auftraggebern und lenkt so die Wahrnehmung auf das gewünschte Verhalten. Sie bespricht mit ihnen, wie sie es erreichen können, dass dieses Verhalten häufiger eintritt, und wie sie diese sichtbar gewordenen Kompetenzen nutzen können, um das zu entwickeln, was noch fehlt. Ihr Ansatz ist somit stark ressourcenorientiert und baut Entwicklungsschritte auf dem auf, was schon da ist. Im Betrachten von Schwierigkeiten liegt für Aarts keine Zukunft.
Schleifenbaum (2010; 2011) stellt dar, wie diese Methode in das Heilpädagogische Voltigieren und Reiten übertragen werden kann.

Literaturtipp

Die Marte-Meo-Methode ist nachzulesen bei: Aarts 2009; Hawellek/von Schlippe 2005; Bünder et al. 2010; Schleifenbaum 2010; 2011.

Die Bedeutung des Kontextes hat in meiner Arbeit dazu geführt, dass ich keine Angebote am Pferd ohne das Einbeziehen der Eltern oder Lebenspartner in den Prozess durchführe. Unter dieser Voraussetzung macht es für mich Sinn, mit Klienten im Einzelsetting oder in der Gruppe mit mir und dem Pferd als Gegenüber zu arbeiten. Im geschützten Rahmen können die Klienten mit der Entwicklung von Individuation und Bezogenheit experimentieren, Erfahrungen sammeln und durch das Feedback Selbstreflexion und Dialogfähigkeit einüben. Die Prüfung der Auswirkung der Anwendung neuer Fähigkeiten im sozialen Kontext und die Begleitung des Transfers dürfen jedoch nicht fehlen.

Fragen, die die Pädagogin bei der Prozessgestaltung leiten können

- Wer unterstützt die Entwicklung neuer Fähigkeiten?
- Wer erlebt die Entwicklung neuer Fähigkeiten als bedrohlich?
- Welche Veränderungen in den Beziehungen würden sich ergeben?
- Wer müsste neue Fähigkeiten wie einüben?
- Wie sprechen die Menschen in ihrem Zugehörigkeitssystem über ihre Veränderungswünsche?

Balance zwischen Bestätigung und Irritation

„Denn Kooperation mit autonomen, sich selbst organisierenden Wesen setzt voraus, dass man sie in ihrer jeweiligen subjektiven Weltsicht und Erlebnisweise wertschätzend und akzeptierend ‚abholt'. Nur dann wird es jemand als sinnvoll und auch würdigend genug erleben, sich an einer Kooperation aktiv und offen zu beteiligen" (Schmidt 2010, 85).

Klienten nehmen Interventionen als unterstützend wahr, wenn diese an ihr Erleben anschließen. Über einen nonverbalen und verbalen Dialog über den Aufmerksamkeitsfokus des Klienten gestaltet die Pädagogin zunächst einen Kontaktmoment. Sie folgt damit der Handlungsinitiative des Gegenübers und zeigt Interesse an seinen Handlungen, Motiven, Gedanken und Gefühlen (Schleifenbaum 2011). Daran schließt die Pädagogin eine Rückmeldung über naheliegende oder eigene Erfahrungen an. So erfährt der Klient, welche Sichtweise sie mit seiner erzählten Geschichte verknüpft.

„Das aktive Benennen durch den Erwachsenen fasst Erfahrungen und Aktionen des Kindes, des Erwachsenen und weiterer beteiligter Personen [des Pferdes] in Worte und bezieht das Geschehen auf das, was jetzt ist, das was war und das, was kommt. Auf diese Weise kann sich im Kind eine ‚innere Landkarte' auch im Sinne einer sozialen Erwartungsstruktur entwickeln, eine wichtige Vorbedingung für die Fähigkeit, sich im sozialen Raum orientieren zu können" (Aarts et al. 2001, 109).

In diesen ersten Interaktionserfahrungen zwischen dem Klienten, dem Pferd und der Pädagogin prüfen alle Beteiligten, ob „ein Sichöffnen oder ein Sichverschließen" in der Zusammenarbeit als sinnvoll erlebt wird. Erhält die Pädagogin vom Klienten die Rückmeldung „Ich sehe, dass du mich siehst und achtest", bespricht sie mit ihm, an welchem Detail seiner Initiative er weiterarbeiten möchte und ob dies dem Erreichen seines Ziels dient. Dadurch setzt sie die Initiative des Klienten mit der Realität, seinem Anliegen, seinem Kontext und seinen Fähigkeiten in Beziehung. Außerdem achtet sie darauf, ob der Klient signalisiert, dass er sowohl sie als auch das Pferd sieht und achtet.

„Die korrektiven Erfahrungen, die es [das Kind] machen kann, wenn es in der Förderung erlebt, dass es mit seinem Sein, mit seinen Aktivitäten, Gedanken, Gefühlen etwas bewirken kann, was beim anderen auf Interesse stößt (bzw. beim Pferd auf Umsetzung), aufgenommen und verstanden wird und somit Bedeutung bekommt, sind entscheidend für seine Fortschritte" (Kupper-Heilmann 1999, 39).

Aufbauend auf der Bestätigung steuern die Pädagogin und das Pferd Impulse bei, die für den Klienten einen Unterschied zu seinem Erleben darstellen und somit Irritation auslösen. Da sowohl bestätigende als auch irritierende Interventionen immer beziehungsgestaltend wirken, thematisiert die Pädagogin auf der Metaebene:

- Wie sieht die Balance zwischen Bestätigung und Irritation aus?
- Welche Auswirkungen hat die Irritation auf die Beziehung zwischen Klient und Pädagogin?
- Welche Auswirkungen hat die Irritation auf die Beziehung zwischen Klient und Pferd?
- Dient die Irritation dem Erreichen des Ziels?

Eine wirkliche Vertrauensbasis entsteht nicht dadurch, dass die Pädagogin die Initiative des Klienten ausschließlich bestätigt und Harmonie sichernd interveniert. Es braucht irritierende Momente, in denen ein In-Beziehung-Bleiben und ein gemeinsames Ringen um eine Lösung erprobt werden, um Vertrauen aufzubauen.

FALLBEISPIEL

Sven – Bewältigung von Irritation

Svens Eltern melden ihren Sohn (8 Jahre) in meiner Praxis an, da er zu Hause und in der Schule häufig aggressives, körperbetontes Verhalten zeige. Nach einer Phase, in der ich mit ihm und seinen Eltern am Pferd gearbeitet habe, scheint es mir sinnvoll, Sven in eine Voltigiergruppe zu integrieren. Mein Eindruck ist, dass Sven durch die Interaktionserfahrungen mit mir und dem Pferd Sicherheit und neue Kompetenzen aufgebaut hat. Zudem haben er, seine Eltern, das Pferd Nero und ich Konflikte in den Stunden gemeinsam gelöst. Seine Eltern melden zurück, dass es jetzt zu Hause möglich sei, sich mit ihm ohne aggressive Ausbrüche auseinanderzusetzen.

In der Gruppe gerät Sven gleich zu Beginn in Konflikte mit den drei anderen Jungen. Er wirkt auf mich angespannt. Mein Angebot, ihn bei der Suche nach einer Lösung zu unterstützen, lehnt er ab. Sven hat das Galoppieren bisher dafür genutzt, sich zu beruhigen und Energie abzubauen. Meine Einladung, an diese Erfahrung anzuknüpfen, nimmt Sven nur für kurze Zeit an. Sein Blick geht immer wieder zu den anderen Kindern, und er fragt nach, wann er runter könne. Die Auseinandersetzungen laufen zunehmend auf gegenseitige Verletzungen hinaus. Ich unterbreche das Voltigieren immer häufiger, um durch körperliche Präsenz die Streithähne voneinander zu trennen. Beobachten kann ich, dass die anderen Jungen ihren Beitrag leisten, indem sie sich gegen Sven solidarisieren und ihn provozieren. Mein innerer Druck steigt. Ich bekomme von Einheit zu Einheit vermehrt das Gefühl, Feuerwehraufgaben zu übernehmen. Das Pferd verliert den Rhythmus durch die vielen Unterbrechungen, verweigert das Durchgaloppieren und steht beim Eingreifen in den Konflikt nicht mehr ruhig neben mir. Hinweise auf die Reaktionen des Pferdes führen nicht zu einer verlässlichen Impulskontrolle. Ich frage Sven, ob es für ihn ein Ziel sei, weniger Konflikte zu haben. Dies sei ihm egal, meldet er zurück. Als ich die anderen Jungen frage, ob sie Interesse daran haben, weniger zu streiten, erhalte ich zur Antwort, dass sie ja nicht anfingen. Nachdem Sven einen der Jungen in eine Brombeerhecke geschmissen hat, fordert die Gruppe, Sven dürfe nicht mehr kommen. Sven zuckt mit den Schultern: „Dann komm ich halt nicht mehr." Auf mich macht er einen traurigen, aber auch erleichterten Eindruck. Ich teile den Kindern mit, dass beim nächsten Mal alle kämen und ich die Stunde filmen würde. Dann würde ich mir den Film anschauen und überlegen, ob es noch eine andere Lösung gebe. In der folgenden Stunde filmt eine Praktikantin den Ablauf der Auseinandersetzungen, die Reaktionen des Pferdes

und meine Interventionen. Beim Betrachten der Aufnahmen macht mich mutlos, dass ich mit den Kindern kaum noch an ihren Anliegen arbeite. Es gelingt mir nur selten, Anknüpfungspunkte zu benennen, die signalisieren, dass ich an einer guten Beziehung zu allen interessiert bin. Außerdem ist Nero nicht mehr als zentraler Fokus der Aufmerksamkeit wirksam.
In der Supervision stelle ich diesen Fall vor: An welchen Punkten kann ich anknüpfen, um den Prozess wieder zu steuern, und wie kann die massive Irritation konstruktiv genutzt werden? Im Dialog mit der Supervisorin wird mir klar:

- Ich habe versäumt, mit Sven vor dem Wechsel in die Gruppe zu besprechen, was er im Kontakt mit anderen Kindern als schwierig erlebt. Was will er lernen, und wie kann ich ihn dabei unterstützen?
- Seine Eltern bringen die Bereitschaft mit, zu bremsen und zu lernen, Konflikte frühzeitig zu entschärfen. Die Kinder in der Schule und auch in der Gruppe zeigen diese Bereitschaft nicht. Sie provozieren den Kontrollverlust.
- Mit den anderen Kindern habe ich nicht thematisiert, was sich für sie verändert, wenn ein neues Kind dazukommt. Sind sie bereit, Sven einen Platz einzuräumen?
- Durch das ständige Konfliktmanagement und meine innere Anspannung komme ich nicht dazu, Bestätigungsmomente zu gestalten. Meine Interventionen erreichen die Kinder nicht, und es gibt zu wenig ruhige, rückbezügliche und ressourcenorientierte Interaktionsmomente am Pferd.
- Ich lade die Kinder ein, an einer Lösung für die Schwierigkeiten mitzuarbeiten. Allerdings stecke ich dafür keinen klaren, begrenzenden Rahmen ab, sodass die Irritation durch meine Erwartung eher größer wird.
- Die Reaktionen von Nero werden von den Kindern nicht mehr bewusst wahrgenommen, sondern als zusätzliche Irritation ausgeblendet.

Folgende Ideen nehme ich aus der Supervision mit:

1. Zur Vorbereitung der nächsten Stunde am Pferd treffe ich mich mit allen Kindern in der Praxis, um eine Mitarbeit an einer Lösung einzufordern.
2. Wir schauen gemeinsam drei Videosequenzen an:
   a. Das Pferd arbeitet aufmerksam und willig mit. Die Kinder verhalten sich ruhig (Ziel).
   b. Die Kinder streiten und prügeln sich. Das Pferd wird unruhig und verweigert die Mitarbeit (muss verändert werden).
   c. Die Kinder putzen das Pferd als Team gemeinsam, alle arbeiten gut zusammen (Ziel).

3. Einführung eines begrenzenden Rahmens, der die Kinder in die Verantwortung nimmt: Alle Kinder arbeiten am Stoppen der Prügeleien mit. Das Pferd wird nicht gestört. Nur wer an diesen Zielen mitarbeitet, kann weiter teilnehmen.

Alle Jungen erhalten einen Brief, in dem ich mitteile, dass der nächste Termin in der Praxis stattfindet. Nachdem wir an dem Thema anhand der Videoausschnitte nach den oben benannten Punkten gearbeitet haben, erklären alle ihre Bereitschaft zur Mitarbeit. Die Kinder fordern, dass alle Stunden auf Video aufgenommen werden, um „zu beweisen", wer stört und streitet. Wir vereinbaren, dass eine Stunde ausgesetzt werden muss, wenn Nero erschreckt oder ein Kind körperlich verletzt wird. Ich stelle die Regel auf, dass derjenige, der seine Mitarbeit bei der Minimierung der Streitigkeiten verweigert, nicht mehr an der Gruppe teilnehmen kann. Mit Sven vereinbare ich, dass ich ihn zu mir rufe, wenn ich glaube, dass Streit in der Luft liegt.
Zu Beginn der nächsten Stunde überprüfen die Kinder gemeinsam, ob die Praktikantin die Kamera auch wirklich angestellt hat. Dies sei wichtig, sonst könnten sie das Verhalten jedes Einzelnen nicht überprüfen. Sie signalisieren mir damit, dass sie das Thema im Blick haben. Alle geben sich sichtlich Mühe, nicht aneinander zu geraten. Ich verbalisiere die Momente, in denen die Jungen untereinander, mit dem Pferd und mit mir gut als Team zusammenarbeiten. Auf dem Pferd lasse ich sie viel galoppieren, damit sie die körperliche und emotionale Anspannung durch Bewegung abbauen. Sven fordere ich im Laufe der Stunde mehrmals auf, zu mir in die Mitte zu kommen. Er kommt zu mir, stellt meine Aufforderung jedoch infrage: „Was soll ich denn hier? Es gab doch keinen Streit." Ich antworte: „Wir haben eine Vereinbarung. Wenn ich dich erst rufe, wenn es zum Streit kommt, ist es zu spät." Er bleibt widerwillig bei mir, aber er bleibt und nimmt die Unterstützung an. Den anderen Jungen melde ich wahrgenommene Provokation zurück: Dies sei nicht hilfreich, sie müssten etwas anderes finden. „Was soll das denn sein?", erhalte ich als Antwort. „Was hilft, müsst ihr ausprobieren, das muss man erforschen", gebe ich an die Jungen zurück. Spürbar wird während der gesamten Stunde, wie anstrengend es für alle Beteiligten – auch für mich – ist, Selbststeuerung zu übernehmen. Jetzt steht etwas auf dem Spiel, und die Kamera wird Situationen nachvollziehbar machen. Ich beende die Stunde frühzeitig mit dem Hinweis, dass wir uns nach dieser gemeinsamen Leistung – Nero hat seine Arbeit ungestört machen können – eine Erholungszeit verdient haben. Jeder könne Nero noch eine Runde führen. Durch diese Aufgabe geraten die Kinder in Auseinandersetzung um die Frage, wer Nero als Erster führen darf. Das Pferd geht beim Lauterwerden der Stimmen gleich einige Schritte zurück. So kann ich zeitnah darauf hinweisen

und die Vereinbarung erwähnen. Außerdem frage ich die Praktikantin, ob die Kamera noch läuft – es sei jetzt wichtig, alles festzuhalten. Die Kinder delegieren daraufhin die Entscheidung an mich, ich soll die Reihenfolge festlegen. Dies lehne ich mit dem Hinweis ab, dass dies nicht meine Aufgabe ist und dass ich mir sicher bin, dass die vier nach so einer guten Teamleistung in dieser Stunde eine Lösung finden werden. Es geht noch einige Minuten hin und her, bis die Jungen ihre Lösung mitteilen. Ich frage nach, ob alle mit der Lösung einverstanden seien. Als alle nicken, kann das Führen beginnen. Mit den wartenden Kindern setze ich mich an den Rand und genieße die Pause. Im „Pausengespräch" fordern die Kinder ein, das Video ansehen zu dürfen. „Das ist doch nicht nötig, es gab keinen Streit", stelle ich in den Raum. Die Kinder versuchen, mich zu überzeugen, dass es trotzdem wichtig sei, die Stunde noch mal anzusehen – Nero, der Galopp und das Ende. Ich biete an, das Video zu schneiden und in der nächsten Woche vor dem Voltigieren mit ihnen anzuschauen. In den kommenden Wochen arbeiten alle an der Minimierung der Konflikte mit. Anhand der Videos sehen wir uns Fortschritte an und überlegen, was jeder anders machen könnte, damit eine friedliche Lösung gefunden wird. Insgesamt müssen unterschiedliche „Kinderkonstellationen" im Verlauf des nächsten halben Jahres viermal aussetzen.

Schwierige Situationen oder Themen, die zu einer Irritation führen, dürfen nicht einfach verschwinden. Auf der Basis grundlegender Werte wie Achtung, Wertschätzung, Fehlerfreundlichkeit und Verlangsamung des Prozesses wird daran angeknüpft, damit Vertrauen aufgebaut wird. Lässt die Pädagogin Konflikte „verschwinden", setzt sie damit das Signal, dass sie sich und dem Klienten nicht zutraut, Lösungen zu finden.

Sven vertraut nicht mehr auf einen Sicherheit gebenden Kontakt, und er hat sich weitgehend von positiv gerichteten Zielen verabschiedet. Er ist damit beschäftigt, in den Auseinandersetzungen nicht zu verlieren. Kröger beschreibt, mit welchen Erfahrungen Kinder zu uns kommen:

„Bei verhaltensauffälligen Kindern besteht in der Regel das Ziel, die Verantwortung ihres eigenen Handelns der Verantwortung eines anderen zuzuschieben, weil sie durch die Fülle der ständig erlebten Außensteuerung im übrigen Lebensbereich diese als angenehm empfundene Lebensweise schon lange mit Erfolg trainiert haben. Sie haben erfahren, dass bei innerer Unsicherheit Fehlverhalten als sicherstes Mittel die gewünschte Außensteuerung als Orientierungshilfe hervorbringt. Als angenehme Zugabe ist bei solchem Verhalten eine starke Zuwendung des anderen immer gewährleistet" (2005, 42).

Daher ist es auch in Situationen, in denen die Pädagogin sich durch viele Irritationen gedrängt fühlt, Außensteuerung zu übernehmen, wichtig, dieser Versuchung zu widerstehen. Zu viel Außensteuerung minimiert die Aufforderung zur Verantwortungsübernahme. Daher ist es angemessener:

- eine klare, sachlich begründete und nicht verhandelbare Grenze festzulegen,
- ein überprüfbares Ziel zu benennen,
- mit jedem einzeln zu vereinbaren, was ein guter erster Schritt auf dem Weg zum Ziel ist und
- zu vereinbaren, wie die Pädagogin unterstützen kann.

Innerhalb dieser Rahmung wird Eigenverantwortung eingefordert, und bei den ersten Anzeichen des Gelingens wird dies an das Kind zurückgemeldet. Wird die Pädagogin zu vorsichtig und versucht, z. B. durch die Festlegung der Reihenfolge, einen erneuten Konflikt zu verhindern, obwohl die Kinder in der Lage sind, diese Aufgabe mit wenig Außensteuerung selbstständig zu leisten, nimmt sie ihnen Entwicklungschancen. Zudem sorgt sie so dafür, dass sie „viel arbeiten" muss.

> „Man muss nicht so schöne Tage haben, um sich zu entwickeln und zu lernen, und wenn die Eltern [die Pädagogin] dann noch alle Schwierigkeiten und Probleme von den Kindern fern halten, nehmen sie ihnen auch die Möglichkeit zu lernen, mit Problemen fertig zu werden, selber damit umzugehen" (Aarts 2005, 49).

Um Klienten zu unterstützen, nicht nur bei bestätigenden Impulsen im Kontakt zu bleiben, sondern auch Irritationen für die Stabilisierung der Beziehung nutzen zu können, muss die Pädagogin in der Lage sein, positiv zu leiten (Schleifenbaum 2011). Sie bleibt an der Seite des Klienten, wenn es schwierig wird, und stellt über die Strukturierung der Situation und die Benennung dessen, was geschieht, Sicherheit her. Sie lädt ein, die Irritationen durch das Erproben alternativer Verhaltensweisen zu bewältigen, und begleitet das Experimentieren. Die Pädagogin weist auf Fortschritte und neu erworbene Kompetenzen hin. Sie thematisiert, was sich für den Klienten und in ihrer Beziehung durch die Bewältigung der Irritation verändert hat. Dadurch kann der Klient seine Kompetenzen auf der bewussten Ebene verankern.

An erlebte Irritationen gemeinsam anzuknüpfen und dies als Chance für den Aufbau neuer Kompetenzen zu begreifen, ist grundlegend für die Zusammenarbeit. Um für diesen intensiven inneren Prozess Raum zu schaffen, ist es notwendig, die äußeren Rahmenbedingungen mit einer festen Struktur zu versehen und darüber Sicherheit und Orientierung zu geben. Die Prozessgestaltung durch Momente der Bestätigung und Irritation gleicht einem Tanz. Zur Choreografie des Tanzes gehört das Ausbalancieren von Polaritäten, bei denen die eine Seite nicht ohne die andere Seite existiert:

- Folgen – Führen
- Nehmen – Geben
- Vertrauen – Infragestellen
- Nähe – Distanz
- Autonomie – Bindung
- Anstrengung – Erholung
- Beschleunigen – Verlangsamen

Klienten melden sehr genau zurück, ob sie sich verstanden und bestätigt fühlen, indem sie z. B. mit einem „Ja, genauso ist es ... Ja, stimmt ... So habe ich es gemeint" antworten. Genauso erhalten wir eine Rückmeldung zu den Irritationen: „So habe ich das noch gar nicht gesehen ... Oh, das verwirrt mich jetzt ... Können wir über etwas anderes reden?" Diese Rückmeldung erhalten wir nicht nur verbal, sondern auch über den Körperausdruck und die Tonlage.

Fragen, die die Pädagogin bei der Prozessgestaltung leiten können

- Woran kann angeknüpft werden, um in den nächsten Entwicklungsschritt einzuladen?
- Woran erkenne ich, dass der andere sich gesehen fühlt?
- Woran erkenne ich, dass der andere mich und das Pferd sieht?
- Haben wir ein gemeinsam getragenes Tempo?
- Wie haben wir Schwierigkeiten gemeinsam gelöst?
- Wem gehört welcher Teil der Verantwortung?
- Wie muss ich die Rahmung gestalten, damit Verantwortungsübernahme möglich wird?
- An welchen Themen (Irritationen) traue ich mich nicht dranzubleiben?
- Sind bestätigende und irritierende Impulse in einer guten Balance?

ZUSAMMENFASSUNG

Zu den Grundpfeilern der systemischen Haltung gehören:

- Das Entwicklungsziel ist eine bezogene Individuation, die durch Verantwortungsübernahme und Selbststeuerung gekennzeichnet ist.
- Dafür müssen Menschen ihre Kompetenzen und Bedürfnisse kennen. Sie lernen in pädagogischen Prozessen, Ziele auf dieser Grundlage aus eigener Kraft zu erreichen.
- Die Begleitung der Klienten basiert auf einem offenen, wertschätzenden, an der Sachlage ausgerichteten, demokratischen Dialog.
- Klienten laden uns durch verbale und nonverbale Geschichten ein, Verständnis für ihr Leben und ihren Veränderungswunsch zu entwickeln. Der bisherige Lebensweg bedarf der Würdigung und Achtung.
- Lebende Systeme erzeugen, regulieren und erhalten sich in autonomer, zirkulärer Weise.
- Instruktive Interventionen sind nur in destruktiv angelegten Machtbeziehungen möglich. Die Pädagogin gestaltet Einladungen in Veränderungsprozesse und überlässt dem Klienten die Entscheidung, ob die Impulse in seine Selbstorganisation aufgenommen werden.
- Der Auftragsklärung und der Definition von kleinen Schritten hin zum Ziel kommt eine entscheidende Bedeutung zu. Das Betrachten der Auswirkungen hinsichtlich des angestrebten Ziels erzeugt Motivation zur Mitarbeit.
- Die Pädagogin beobachtet, bewertet und interveniert auf der Grundlage ihrer eigenen Lebensgeschichte und gehört somit selbst zum Kontext. Sie reflektiert daher auf der Metaebene das eigene Fühlen, Denken und Handeln und stellt sich ihren Entwicklungsaufgaben.
- Gespräche auf der Metaebene thematisieren die Frage, wie die Zusammenarbeit erlebt wird. In diesem Dialog lernt der Klient, zum eigenen Handeln in eine reflektierende Distanz zu gehen.
- Diagnosen sind Konstrukte zur Reduktion der Komplexität und keine Abbildungen der Wirklichkeit. Auf dieser Grundlage kann die Pädagogin ihr Wissen, ihre Erfahrung, ihr Handeln und den Austausch mit Kolleginnen strukturieren.
- Ohne konkrete Ziele und ohne die Benennung von Ressourcen ergeben Diagnosen für den Klienten und die Gestaltung des Prozesses keinen Sinn.
- Die Verhaltensweisen des Klienten erfahren ihren Sinn in Bezug auf den sozialen Kontext.

- Entwicklungsschritte benötigen eine Veränderungsakzeptanz im sozialen Bezugssystem und die Bereitschaft, Rückmeldungen zu geben.
- Entwicklungsprozesse werden immer dann angeregt, wenn eine Balance zwischen Bestätigung und Irritation erfolgt.
- Auf dieser Grundlage werden Vertrauen und Motivation für eine kontinuierliche Bereitschaft, an Veränderungen zu arbeiten, aufgebaut.

Literaturtipp

Umfassende Darstellungen zu systemischen Theorien und Konzepten finden sich u. a. bei: Schweitzer/von Schlippe 1998; 2006; Schmidt 2010.

3 Wahrnehmung, Kognition, Motorik und Emotion – Resonanz- und Rückkopplungsprozesse

Menschen organisieren ihre Lebensäußerungen in zirkulärer Weise über die Wahrnehmung, das Denken (Kognition), die Körperbewegung (Motorik) und das Fühlen (Emotion). Stellt sich die Frage, wie die hochkomplexen Zusammenhänge der unterschiedlichen Ebenen so zu beschreiben sind, dass ein nachvollziehbares theoretisches Modell entsteht, von dem Interventionen abgeleitet werden können. Ich wende mich hierfür zunächst jedem Bereich einzeln zu, bevor ich am Ende des Kapitels das Zusammenwirken beschreibe.

In der westlichen Gesellschaft ist nicht selten die Vorstellung anzutreffen, dass die Kognition normsetzend agiert und sich emotionale und motorische Prozesse anzupassen haben. Bemühen sich Menschen, diese Vorstellung umzusetzen, können sich Nebenwirkungen in Form von psychosomatischen Symptomen oder somatische Erkrankungen einstellen. Ebenso wirkt es sich ungünstig aus, wenn emotionale Prozesse dauerhaft als handlungsleitend präferiert werden und das bewusste Nachdenken unterdrückt wird. Dann überfluten die Gefühle den Menschen, und er verliert zunehmend die Orientierung. Kognition, Motorik und Emotion müssen ihre jeweiligen Kompetenzen gleichberechtigt entfalten, gespeicherte Informationen aktivieren und diese in einen zirkulären Austauschprozess einbringen.

Auf dieser Grundlage werden bewusst und unbewusst ablaufende, intelligente, alle Ressourcen und Erfahrungen berücksichtigende Entscheidungsprozesse herbeigeführt. Groth stellt fest: „Erst wenn die neu gewonnene Überzeugung oder Erkenntnis körperlich ‚verankert' ist, steht sie dem Ich wirklich zur Verfügung" (2005, 39). Eine Veränderung ist für den Menschen dann möglich, wenn sich neue Kompetenzen über eine Reflexion des Zusammenspiels von Kognition, Motorik und Emotion körperlich verankern und dann wiederum ohne eine bewusste Aufmerksamkeit abrufbar sind. Ciompi führt dazu aus: „Je besser sich die funktionellen Fühl-, Denk- und Verhaltensprogramme einschleifen und automatisieren, um so weniger sind sie mit bewusster Aufmerksamkeit belegt" (2005, 49). Die Abstimmung zwischen Wahrnehmung, Kognition, Emotion und Motorik läuft nicht isoliert von der Außenwelt ab. Sie ist nicht Selbstzweck, sondern setzt uns zielgerichtet mit der Welt in Beziehung. Das Zusammenspiel benötigt eine Zielausrichtung, die den Fokus der Aufmerksamkeit lenkt. Ohne Ausrichtung auf ein Ziel ergeben Lebensäußerungen und pädagogische Interventionen wenig Sinn.

Wahrnehmung – Wie organisieren wir uns durch die Lenkung der Aufmerksamkeit?

Der menschliche Organismus ist auf Außenreize angewiesen, um sich zu entwickeln. Doch auch im Organismus selbst laufen unter den Körperzellen beständig Austauschprozesse ab. Nicht zuletzt stellt der Organismus durch seine Lebensäußerungen für andere Organismen eine Reizquelle dar.

Eine weitere Voraussetzung ist, dass Reize vom Organismus auch wahrgenommen und verarbeitet werden. Die vom Körper organisierten Wahrnehmungsprozesse laufen zirkulär und zum größten Teil automatisiert ab. Auf der Grundlage von Erfahrungen richtet der Mensch seine Aufmerksamkeit aus und gibt Reizen Bedeutung (Fuchs 2009).

„Das sensorische System besteht aus einem exterozeptiven und einem interozeptiven Teil. Exterozeptoren sind Nerven, die Informationen aus der Umgebung außerhalb des Körpers empfangen und übermitteln, und zwar mit Hilfe der Augen, Ohren, der Zunge, der Nase und der Haut. Interozeptoren sind Nerven, die Informationen aus dem Inneren des Körpers empfangen und übermitteln – aus den Eingeweiden, den Muskeln und dem Bindegewebe" (Rothschild 2002, 68).

FALLBEISPIEL

Jens – die Suche nach Orientierung

Jens (8 Jahre) nimmt an einem integrativen Voltigierprojekt seiner Grundschule teil. Seine Lehrerin teilt mit: Jens falle es schwer, sich zu konzentrieren und bei einer Sache zu bleiben. Die Bewegungsfreiheit in der Reithalle, sein Bewegungsdrang und die Aufgabe, das im Kreis laufende Pferd, die anderen Kinder und mich gleichzeitig im Blick zu behalten, stellen für ihn eine Herausforderung dar. Jens registriert insbesondere Gespräche, Geräusche und körperbetonte Spielsequenzen der anderen Kinder. Er rennt dann auf direktem Weg zur Reizquelle. Da die Gruppe lebhaft ist und wir parallel auf zwei Zirkeln arbeiten, ist er viel unterwegs. So wird mein Kontakt mit dem Kind auf dem Pferd immer wieder dadurch unterbrochen, dass Jens unvermittelt vor das laufende Pferd gerät. Ich muss meine Aufmerksamkeit darauf richten, für seine Sicherheit zu sorgen. Ich teile ihm mit, dass das Pferd ihn fast umgelaufen habe und das gefährlich sei. Er schaut mich erstaunt an und fragt: „Kaputtgegangen?" Erklärungen über die Gefahrenquellen und meine Erwartungen an sein Handeln führen zu keiner für mich sichtbaren Veränderung. Er findet auf diese Weise keine Möglichkeit, seine Aufmerksamkeit auf das Pferd zu lenken. Erst als ich mich darauf einstelle, ihn dabei zu unterstützen, seine Aufmerksamkeit vor dem Eintreten der gefährlichen Situation in einer neuen Weise zu lenken, indem ich ihm zurufe: „Jens! Stopp! Du gehst sonst kaputt!", tritt eine Veränderung ein. Er hält an, schaut dem Pferd nach, um dann seinen Weg fortzusetzen. Ein paar Stunden später kommt er zu mir in die Mitte und erklärt: „Jens nicht kaputtgegangen." Es ist ihm gelungen, ohne meine Unterstützung anzuhalten. Genutzt habe ich für die Interventionsgestaltung die Beobachtung, dass Jens Geräusche als Reize von Bedeutung in seine Wahrnehmung aufnimmt. Ich knüpfe mit lauter, klarer Stimme an dieses Muster an.

Für pädagogische Prozesse sind der Vorgang der Wahrnehmung und die damit verbundene Lenkung der Aufmerksamkeit von entscheidender Bedeutung. Schon durch die Selektion der Reize wird die grundlegende Ausrichtung für unser Denken, Fühlen und Sichbewegen gelegt. Als Kennzeichen zirkulärer Prozesse wirken die Erfahrungen unseres Denkens, Fühlens und Sichbewegens wiederum auf den Wahrnehmungs- und Selektionsprozess in autonomer, nicht vorhersagbarer Weise ein. Daher ist es eine zentrale Aufgabe der Pädagogin, genau zu beobachten, wie der Mensch Reize selektiert, welche Reize Zugang zu seiner Wahrnehmung erhalten und welche er eher ausblendet. Dadurch erhält sie Informationen darüber, wie der Mensch sich mit der Welt in Beziehung setzt.

Interventionen sind Einladungen, den Aufmerksamkeitsfokus in eine neue Richtung zu lenken und so die Wahrnehmung und die damit verbundene Selektion der Reize bewusst zu beeinflussen. Bei der Formulierung einer Intervention orientiert sich die Pädagogin an der Überlegung, ob der von ihr gewählte Aufmerksamkeitsfokus für das Erreichen des benannten Ziels hilfreich ist. Dies ist ein erster unverzichtbarer Schritt, um automatisierte Verhaltensweisen, die nicht mehr als hilfreich und angemessen erlebt werden, zu unterbrechen und Alternativen aufzubauen. Jens lässt sich durch den Zuruf einladen, seinen Aufmerksamkeitsfokus für kurze Zeit neu auszurichten und auf das Pferd zu achten. Durch diese Verlagerung der Aufmerksamkeit kann er sein unvermitteltes Losrennen unterbrechen. Durch das neue Verhalten gewinnt er Sicherheit und Orientierung.

Menschen, die mit defizitorientierten Beschreibungen ihres Anliegens kommen, fokussieren Reize, die ihre Annahme bestätigen. Reize, die auf Ressourcen hinweisen, werden nicht selten ausgeblendet und stehen damit für die Lösungssuche nicht zur Verfügung.

Fragen, die die Pädagogin bei der Prozessgestaltung leiten können

- Welche Reize werden vom Klienten wahrgenommen, welche ausgeblendet?
- Welche Reize nehme ich wahr, welche blende ich aus?
- Wie teilt der Klient seine Wahrnehmung mit?
- Welche Anknüpfungspunkte ergeben sich?
- Ist die Ausrichtung der Aufmerksamkeit für die Zielerreichung hilfreich?
- Gibt es zu viele Reize, sodass die Komplexität reduziert werden muss?
- Wechselt der Aufmerksamkeitsfokus zu schnell, sodass wichtige Themen nicht im Blick bleiben?

Kognition – Wie organisieren wir uns über unser Denken?

Im Kortex befinden sich die Regionen, die für die Organisation expliziter kognitiver Prozesse zuständig sind. Durch Erfahrungen werden stabile, Rahmen gebende Muster aufgebaut. Dadurch wird unser Denken zielgerichtet gelenkt, und komplexe Anforderungen können bewältigt werden.

„Rationales Denken ist die Fähigkeit, die Welt in sinnvollen Bezügen wahrzunehmen. Wir sammeln Informationen und benutzen diesen immer größer werdenden Wissensfundus, um Verbindungen zwischen Fakten, Ursachen und Wirkungen herzustellen" (Greenspan 2008, 210).

So entstehen im Laufe unseres Lebens Glaubenssätze, Sinngebungen, Ankerpunkte, an denen wir unser Handeln ausrichten und die unsere Erwartungen an uns und andere sowie unsere Haltung zur Welt repräsentieren.

„Das explizite Gedächtnis ermöglicht uns, die Lebensgeschichte zu erzählen, über Ereignisse zu berichten, Erlebnisse in Worte zu fassen, eine Chronologie zu konstruieren und aus Geschehnissen einen Sinn abzuleiten" (Rothschild 2002, 55).

Reize, die mit einer hohen emotionalen Beteiligung – eingebettet in eine bedeutungsvolle Beziehung – einhergehen, führen zu einer hohen Aktivierung im Gehirn (Hüther 2007). Wir denken dann intensiver nach, suchen verstärkt nach Erinnerungen, die für das Finden einer Lösung hilfreich sind, und bauen die Ergebnisse fest in unser Wertesystem ein. Aufgrund des zirkulär organisierten Prozesses übernimmt das Denken die Aufgabe, über das explizite Wissen unsere emotionale Befindlichkeit zu regulieren. Dieser Rückkopplungsvorgang sorgt dafür, dass wir unseren Gefühlen nicht hilflos ausgeliefert sind.

Die aufgebauten Denkstrukturen, Regeln und Werte sind nicht immer nur hilfreich. Unter Umständen wachsen sie mit den Anforderungen, denen wir ausgesetzt sind, nicht mit, sondern sind in alten Geschichten und Lebenssituationen verhaftet. Dann blockieren Glaubenssätze uns und verhindern eine Anpassung an Herausforderungen.

FALLBEISPIEL

Frau G. – Lebensqualität durch die Reflexion von Glaubenssätzen

Frau G. (26 Jahre) leidet seit vielen Jahren an einer Psychose und lebt zurückgezogen in einer von mir betreuten Wohngemeinschaft. Ihr Alltag besteht aus Einkaufen, Essen, Rauchen, Schlafen und Fernsehen. Sie schildert, dass sie körperlich nicht belastbar sei und auch keine Möglichkeit sehe, dies zu verändern, da dann jedes Mal eine akute psychotische Phase folge. Da sie als Kind viel Kontakt zu Tieren hatte und dies als angenehme Erinnerung erwähnt, schlage ich ihr vor, einmal pro Woche mit zum Stall zu kommen, um die Pferde von der Weide zu holen. Den Weg zur Weide lege ich normalerweise in zehn Minuten zurück. Wir benötigen für den Hinweg ca. vierzig Minuten. Frau G. legt immer wieder eine Pause ein, um Kraft für den weiteren Weg zu schöpfen.

Bei den Pferden angekommen nehmen wir uns Zeit für die Beobachtung und die Auswahl des Pferdes, das sie zum Stall führen will. Sie geht mit Grisu voran, und ich folge ihr mit meinem Pferd. Den Stall erreichen wir nach zehn Minuten, ohne dass Frau G. Zeichen von Erschöpfung zeigt. In den nächsten Wochen werden der lange, mühevolle Hinweg und der zügige, energievollere Rückweg zum festen Bestandteil des Ablaufs. Frau G. fordert nach sechs Wochen ein, Grisu nicht nur zu holen, sondern auch zu putzen, und bittet dabei um Unterstützung. Ich gehe daher davon aus, dass sie ausreichend Vertrauen in die Beziehung entwickelt hat, um ihr meine Beobachtung hinsichtlich der Unterschiede beim Hin- und Rückweg mitzuteilen. „Das haben Sie gemerkt? Mist", erwidert sie. Ich teile ihr meine Verwunderung darüber mit, dass ihr Körper so unterschiedlich reagiert und dass ich auf dem Hinweg mit meiner Ungeduld zu kämpfen habe. Es sei nicht ihr Körper, erklärt Frau G., der sei jedes Mal der gleiche. Sie habe keine Lust mehr auf all die Anforderungen von außen und die Rückfälle in die Psychose, daher habe sie entschieden, bei jeder Anforderung erschöpft zu sein. Beim Rückweg mit Grisu habe sie vergessen, darauf zu achten. Es sei so schön gewesen, mit dem großen, stolzen Pferd mitzugehen. Im Laufe des Gesprächs teilt sie ihre Sorge mit, dass ich sie jetzt durchschaut habe und meine Anforderungen an sie steigere oder gar anderen von meiner Entdeckung berichte. Ich versichere ihr, dass ich es als eine Stärke betrachte, dass sie sich vor all den Anforderungen von außen so gut und effektiv schützt. Wir vereinbaren, dass ich mit niemandem über unsere Erfahrungen am Stall spreche. Es braucht einige Wochen, bis sie darauf vertraut, dass ich unser Geheimnis wahre und am Stall keine Anforderungen an sie stelle. Bald läuft sie den Hinweg ohne Pause, sucht sich am Stall selbstständig neue Aufgaben (Misten des

Stalls) und nimmt von sich aus das Gespräch mit mir auf. Dies ermutigt mich, mit ihr darüber zu sprechen, wie sie ihre Regel – durch Erschöpfung schütze ich mich vor anderen und vor Anforderungen – an unterschiedliche Situationen anpasst. Sie reagiert erstaunt, die Regel sei mit Ausnahme am Stall immer da. Ich melde ihr zurück, dass sie durch die Veränderung der Regel hier am Stall viele Dinge ausprobieren und genießen kann. Darauf müsste sie verzichten, wenn sie im Kontakt mit Grisu nicht Ausnahmen im Umgang mit der Regel eingeführt hätte. Ausführlich erzählt sie, was dadurch möglich werde: Sie könne die Kraft des Pferdes spüren, eigene Kraft einsetzen, um es anzuhalten; Spaziergänger schauten freundlich zu ihr und dem Pferd herüber; sie sei stolz auf die saubere Box und sie lache mehr als sonst.

Da ich Frau G. auch in ihrem Alltag begleite, beschäftigt uns in den folgenden Monaten, in welchen Situationen es sinnvoll wäre, ihre Regel flexibler zu gestalten. Was würde sie dadurch verlieren, was gewinnen? Wie könnte sie sich schützen, ohne einen so hohen Preis zu zahlen? Wie könnte sie lernen, Situationen und Menschen zu unterscheiden, um zu wissen, wann sie sich schützen muss und wann Vertrauen möglich ist? Frau G. entscheidet sich, mit in eine Freizeit zu fahren. Wir üben dort gemeinsam das Fahrradfahren. Sie vereinbart in einer Tagesstätte eine Probezeit. Im gemeinsamen Gespräch mit den Mitarbeiterinnen kann sie klar benennen, dass sie selber entscheiden will, welche Anforderungen ihr guttun und womit sie sich überfordert fühlt. Frau G. erarbeitet sich schrittweise mehr Handlungsspielraum. Dies bedeutet nicht, dass sie von ihrer Erkrankung geheilt wäre, bringt wohl aber einen deutlichen Gewinn an Lebensqualität mit sich.

Aufgabe der Pädagogin ist es, Menschen zu unterstützen, mehr darüber zu erfahren, wie sie ihr Denken organisieren und wie sie diese Strukturen flexibel an neue Anforderungen anpassen können. Frau G. hat eine sinnvolle Lösung gefunden, um zur Ruhe zu kommen, Anforderungen und Menschen auf Abstand zu halten und negative Erfahrungen zu vermeiden. Der Preis, den sie dafür zahlt, ist der Verlust an Lebensqualität und an Kontakterfahrungen mit Menschen, die bereit sind, ihren Lebensweg zu achten. Über die Anerkennung ihrer Lösungsstrategie kann sie der Einladung, den Fokus der Aufmerksamkeit auf die Fragen „Wie wende ich die Regel an, und welche Auswirkungen hat dies?“ und „Wie könnte ich die Regel flexibler gestalten?“ zu lenken, folgen. Über das „Was wird gedacht?“ führt der Weg zum „Wie wird gedacht?“ Nicht der Inhalt des Denkens ist in erster Linie entscheidend, sondern die Frage, wie die Denkprozesse selbst gestaltet werden.

Eine der im Verlauf des Prozesses wichtigsten Fragen ist: Welchen Glaubenssätzen folgt der Mensch, wenn er über Veränderung nachdenkt? Im Erstgespräch erhält die Pädagogin viele Hinweise zu den Vorstellungen der Klienten über Veränderung. Hier nur einige Varianten, die mir in der täglichen Arbeit begegnen:

- „Sie sind die Fachfrau, sagen Sie, was passieren muss!"
- „Ich war als Kind auch so, das wächst sich aus."
- „Sagen Sie mir bloß nicht, was ich machen soll!"

Die Pädagogin erhält nicht nur Informationen über die Ideen der Klienten, sondern auch darüber, welche Glaubenssätze bei ihnen aktiviert sind. Sieht die Pädagogin sich als Fachfrau aufgewertet und hofiert oder unter Druck gesetzt? Ist sie erleichtert, dass die Schwierigkeiten nicht als so bedrohlich angesehen werden, oder hält sie die Einstellung der Eltern für fahrlässig? Nimmt sie die Herausforderung an, nach der klaren Ansage noch Interventionen bewusst zu gestalten, oder ist sie erleichtert, dass sie keine Ideen liefern muss? So ist schon zu Beginn des Kontaktes eine Unterschiedsbildung gut möglich, die für den Prozess und die Frage der gegenseitigen Erwartungen genutzt wird. Erfolgt dieser bewusste Reflexionsprozess bei der Pädagogin nicht, kann es schon zu Beginn zu „schwierigen Weichenstellungen" kommen, die dann im Verlauf des Prozesses immer wieder wirksam werden können.

Fragen, die die Pädagogin bei der Prozessgestaltung leiten können

- Welche Glaubenssätze hat der Klient aufgebaut?
- Wie sind die übergeordneten Glaubenssätze entstanden?
- Welche Erwartungen an sich selbst und andere leiten sich davon ab?
- Welche Glaubenssätze leiten mich im Kontakt mit dem Klienten?
- Wie lade ich in einen Dialog darüber ein?
- Kämpfe ich mit dem Klienten um den richtigen Glaubenssatz?
- Traue ich mich, Klienten am Ausleben ihrer Glaubenssätze (z. B. Gewalt) zu hindern?
- In welcher Form hinterfragt der Klient seine Glaubenssätze?

Motorik – Wie organisieren wir uns durch Körperbewegungen?

Die Körperoberfläche dient als Kontaktmedium, um mit der Umwelt in Beziehung zu treten. Sowohl über die Haut als auch über die Sinnesorgane nehmen wir Reize auf. Der Körper organisiert bezogen auf die Reize einen Bewegungsdialog nach innen (Körperbewegung zwischen den Zellen). Durch diese innere Körperbewegung entsteht eine äußere Körperbewegung und ein Körperausdruck. Menschliche Bedürfnisse, Gedanken und Gefühle werden durch Körperbewegung und -ausdruck nach außen kommuniziert. „Bewegung muss in Empfindungen und Gefühlen wurzeln und uns in entsprechenden Kontakt (Erfüllung von Bedürfnissen) mit unserer Umwelt bringen" (Kepner 2005, 205). Die Körperbewegung fungiert als Brücke für die Weiterleitung von Reizen und die Umsetzung kognitiver Erkenntnisse und Emotionen in Handlung. Das Sitzen auf dem Pferd, das Erleben des Körperkontakts zum Pferd und seinen Bewegungen erweitern den Erfahrungsraum der inneren und äußeren Bewegungen des Menschen (Schulz 2005). Damit das Verbleiben auf dem Pferderücken gelingt, muss der Bewegungsdialog über die eigenen Körpergrenzen hinaus geführt und abgestimmt werden. Diese Erfahrung knüpft an das Getragenwerden im Mutterleib und später durch die Eltern an.

Bewegungsmuster werden in entwicklungsgeschichtlich älteren Teilen des Gehirns abgelegt und sind somit unserem Bewusstsein nicht direkt, sondern nur über die Kopplung mit der Ebene der Gedanken (Kognition) zugänglich. Rothschild führt dazu aus:

> „Das implizite Gedächtnis speichert Verfahrensweisen und innere Zustände, die automatisch ausgeführt werden. Es bleibt unbewusst, sofern es nicht durch die Verbindung zum expliziten Gedächtnis, das die erinnerte Verfahrensweise, Emotion, Empfindung usw. beschreibt oder erklärt, bewusst gemacht wird" (2002, 55).

Die implizite Wahrnehmungsverarbeitungsebene reagiert schneller als die explizite Ebene, sodass wir oftmals eine Körperbewegung ausführen und sich, wenn überhaupt, erst Millisekunden später ein Gedanke damit verbindet. Betrachten wir die Ebene der Körperbewegung näher, lässt sie sich auf ein somatisches und ein autonomes Nervensystem zurückführen. Das somatische Nervensystem ist für die Steuerung der Skelettmuskulatur zuständig. Die dadurch entstehenden Bewegungen werden durch die Kopplung mit der kognitiven Ebene nicht nur wahrgenommen, sondern direkt beeinflusst. Das autonome Nervensystem steuert die Muskulatur der inneren Organe. Es entzieht sich der direkten Einflussnahme durch unsere Gedanken. In einer Gefahrensituation nehmen wir das Rasen des Herzens, das Schwitzen und das Erbleichen zwar wahr, können es jedoch nicht durch unseren Willen beeinflussen. Die Einflussnahme auf das autonome Nervensystem erfolgt indirekt über die Regulierung der Emotionen durch unsere Gedanken. Körperprozesse entziehen sich nicht nur weitgehend der direkten Steuerung, sie laufen in einem hohen Maße unbewusst ab und nehmen Einfluss auf unser Verhalten.

Wiederholen wir Bewegungen häufig, passt sich die Muskulatur an, wird geformt und nicht selten fixiert, sodass Bewegungen automatisiert ablaufen können. Alternative Bewegungen und Ausdrucksformen empfinden wir als ungewohnt. Damit bedürfen sie bei der Ausführung einer bewussten kognitiven Steuerung. Reize wie z. B. ein Geruch, ein Bild oder ein Geräusch führen zu einer inneren Reaktion, verbunden mit einer Körperbewegung, die sichtbar wird. Andersherum kann das Einnehmen einer bestimmten Körperhaltung ohne Beteiligung der Ebene des bewussten Nachdenkens eine Erinnerung aktivieren.

Die Ausbildung von Bewegungsmustern kann sowohl hilfreich als auch hinderlich für die Bewältigung aktueller Situationen sein. Jeder Reiter hat schon einmal erlebt, dass die Widersetzlichkeit eines Pferdes den Impuls ausgelöst hat, die Hilfengebung zu intensivieren. Steigert dies die Widersetzlichkeit, sodass der Reiter sich den Folgen nicht mehr gewachsen fühlt, wird er eher vorsichtig. Er vermindert den Druck und steigt vielleicht sogar ab. Entsteht diese Situation mehrmals und wird sie jeweils auf die gleiche Weise gelöst, bildet sich ein Muster aus, das immer automatisierter abläuft. Hinsichtlich der Zielorientierung, eine kooperative Arbeitsebene mit dem Pferd zu finden, erweist sich dieses Muster als wenig hilfreich. Kepner führt dazu aus:

„Während die biologische Körperstruktur unsere gemeinsame genetische Basis ist, die durch biologisches Wachstum und Reifung entstand, ist unsere adaptive Körperstruktur das Ergebnis unserer Anpassung an unsere Lebensgeschichte und unsere Erfahrung als Personen" (2005, 86).

Unbewusste körperliche Prozesse, der innere Dialog des Körpers sowie der nach außen sichtbare Effekt des inneren Dialogs sind ebenso Ausdruck der

Ich-Funktion einer Person wie eine sprachliche Äußerung. Ziel der Körperbewegung ist die Gestaltung eines Dialogs nach außen, über die eigenen Körpergrenzen hinweg, auf der Grundlage eines inneren Stimmigkeitserlebens.

FALLBEISPIEL

Frau L. – mein Körper verhindert das Gelingen

Frau L. (32 Jahre) kommt mit dem Ziel zu mir, mithilfe des Pferdes daran zu arbeiten, sich besser zu spüren. Ungewohnte Situationen verunsichern sie, und sie wertet sich dann selbst ab. Nach einigen Stunden kann sie auf dem Pferd Grisu im Schritt frei in der Halle reiten. Traben will sie noch nicht, das sei ihr noch zu gefährlich.

Es wechseln sich Phasen, in denen Grisu ihre Anweisungen befolgt, mit Phasen, in denen das Pferd nicht auf ihre Signale reagiert, ab. Mir ist es möglich, schon vor der von ihr als Widersetzlichkeit beschriebenen Reaktion des Pferdes zu erkennen, dass Grisu gleich „widersetzlich" reagieren wird. Sichtbar wird dies sowohl anhand der veränderten Körperhaltung und –bewegung des Pferdes als auch an der Körperhaltung und -bewegung der Klientin. Zunächst sitzt Frau L. aufrecht, drückt die Beine in Höhe des Gurtes an das Pferd und schaut nach vorne. Grisu setzt sich willig in Bewegung. Die Gesichtszüge der Klientin entspannen sich, ihr Oberkörper streckt sich. Es scheint, als drücke sie die Beine noch etwas fester ans Pferd. Daraufhin wird Grisu in den Bewegungen raumgreifender und beschleunigt das Tempo leicht. Außerdem nimmt das Pferd Kopf und Hals höher. Daraufhin lehnt die Klientin sich ganz leicht nach vorne, die Beine rutschen wenige Zentimeter nach hinten und ihr Rücken krümmt sich leicht. Grisu wendet daraufhin ab oder hält an, woraufhin Frau L. die Arme und Beine zur Seite wegstreckt, tief durchatmet, den Rumpf zusammensacken lässt und mich fragend anschaut.

Wir entwickeln einen roten Faden der Situation, indem sie bei der Durchführung verbalisiert, was sie tut und fühlt. Frau L. schildert, dass sie sich beim Losreiten richtig hinsetzt und mit den Beinen drückt. Grisu geht dann los. Sie ist stolz, genießt das Gefühl sehr, fühlt sich wie eine Pferdeflüsterin. Obwohl sie nichts verändert, klappt es dann aber plötzlich nicht mehr. Ich ergänze ihren Bericht durch meine Beobachtungen. Daraufhin meldet sie mir enttäuscht zurück: „Nur weil mein Körper nicht durchhält, vermiest er mir das tolle Gefühl." Sie lässt sich auf meine Idee, ihr Körper treffe eine weise Entscheidung, ein. Kurz vor dem Antraben des Pferdes, ohne dass sie darüber nachdenken muss, verändert ihr Körper seine Bewegungen und Haltung, sodass es nicht zum Traben

kommt. So ist sie vor einer Situation, in der sie wahrscheinlich Angst entwickeln würde, geschützt.
In den folgenden Stunden experimentiert sie mit unterschiedlichen Körperhaltungen und -bewegungen. Dabei beobachtet sie einerseits, wie Grisu darauf reagiert, und andererseits, von welchen Gedanken und Gefühlen ihr Erproben begleitet ist. Wir schenken sowohl ihrer Atmung und ihrem Herzschlag als auch der Anspannung ihrer Muskeln Aufmerksamkeit. Im Anschluss an die Arbeit am Pferd suchen wir nach Ereignissen in ihrer Lebensgeschichte, in denen sie ähnliche Erfahrungen gemacht hat. Sie kann sich an Situationen erinnern, in denen sie sich als Kind hilflos gefühlt hat. Über den Rückzug (z. B. in ihr Zimmer, wenn der Vater die Mutter schlug) habe sie versucht, die Angst zu minimieren. Durch den Transfer in ihren Alltag bekommt die Arbeit am Pferd eine Bedeutung für ihr Anliegen. Es ergeben sich Themen für die weitere Zusammenarbeit.

Um Körperbewegungen aktiv in der Arbeit nutzen zu können, ist es notwendig, mit dem Klienten zunächst an der Ausbildung der Körperwahrnehmung zu arbeiten. Hierzu gehört z. B. die Frage, wann der Klient einen Muskel anspannt, wann sich sein Herzschlag erhöht, wie er atmet. Werden diese Prozesse wahrgenommen, liefert der Körper wertvolle Informationen für Veränderungsschritte. Frau L. ist bereit, ihre Aufmerksamkeit auf die Reaktion ihres Körpers zu legen und die damit verbundenen Emotionen wahrzunehmen. Sie beginnt daraufhin, die Abstimmung mit den Bewegungen des Pferdes aktiv zu gestalten. Da die Körperbewegung die oben beschriebene Brückenfunktion hat, ist es von entscheidender Bedeutung, den Prozess auf der Basis der Verknüpfung mit den kognitiven und emotionalen Anteilen zu gestalten.

„[…] d. h. dass wir immer wieder unterbrechen, um zu reflektieren, was passiert. Ich werde also stets abfragen, was auf der gedanklichen, emotionalen und auf der Ebene der körperlichen Empfindungen und Handlungsimpulsen geschieht" (Wienands 2010, 81).

Frau L. arbeitet sich über das Spüren der Körperbewegung und der damit verbundenen Gedanken und Gefühle zum Experimentieren mit Alternativen vor. Ziel der Interventionen ist nicht die Interpretation des Körperausdrucks oder deren Veränderung, sodass die Übung besser funktioniert. Es geht darum, den Sinn der Körperbewegungen zu verstehen, Alternativen zu erproben, Neugier zu entwickeln und über die Auswirkungen einen Dialog zu führen. Angestrebt werden dabei nicht korrekt ausgeführte Voltigierübungen oder ein richtiger reiterlicher Sitz. Wohl aber wird Wissen über die Auswirkungen von Körperbewegungen und -haltungen auf das Pferd und auf die Entwicklung von Dynamik oder Stabilität beim Voltigieren benötigt.

„Bewegung, die vom Therapeuten ‚vorgegeben' ist, oder bei der die Betonung darauf liegt, sie vollständig oder ‚richtig' auszuführen, resultiert häufig in Nachahmung und oft in nur geringer Identifizierung mit einer Äußerung. Der Klient erlebt das Gefühl nicht als vom Selbst ausgehend, und die Bewegung bleibt eine nachahmende Übung" (Kepner 2005, 226).

Damit die Körperbewegungen von Klienten als sinnvoll erfahren werden, brauchen sie eine Verbindung zu ihrer Entstehungsgeschichte. Frau L. bewegt ihren Oberkörper nicht „sinnlos" nach vorne. Sie führt diese Bewegung aus, um eine Situation, die sie ängstigt, zu vermeiden. Erst als sie „Geschichten von früher" erzählt, wird ihr bewusst, dass das Muster „in ungewohnten Situationen schnell unsicher zu werden" einen Bezug zur Lebensgeschichte hat und mit Sinn versehen ist.

Fragen, die die Pädagogin bei der Prozessgestaltung leiten können

- Welche Bewegungen nehme ich beim Klienten wahr?
- Wie atmet der Klient, wie spannt er wann welche Muskeln an?
- Nimmt er seine Atmung, seinen Herzschlag, die Anspannung seiner Muskeln und seine Bewegungen wahr?
- Welche Auswirkungen haben die Bewegungen auf das Pferd?
- Gibt es Reize, die eine Körperbewegung auslösen?
- Welche Erinnerungen und Emotionen sind für den Klienten mit einer Körperbewegung verbunden?
- Wie setzt er seinen Körper für seinen Schutz, seine Selbstbehauptung etc. ein?
- Fördern meine Interventionen die Neugier und das Experimentieren?

Affekte – Wie lenken Emotionen unsere Motivation?

Ciompi definiert den Affekt als Oberbegriff für „eine von inneren oder äußeren Reizen ausgelöste, ganzheitliche psycho-physische Gestimmtheit von unterschiedlicher Qualität, Dauer und Bewusstseinsnähe“ (2005, 67). Jeder Affekt entsteht über die Reaktion des Körpers auf einen äußeren Reiz oder eine innere Körperbewegung und deren Verarbeitung in den dafür vorgesehenen Arealen des Gehirns. „Nicht der Außenreiz löst eine Emotion aus, sondern die körperliche Veränderung, die als biologische Reaktion auf den Reiz entsteht“ (Ludewig 1998, 60). Demnach löst derselbe Reiz bei Menschen unterschiedliche Körperreaktionen und somit auch unterschiedliche Affekte aus. Intensive affektive Prozesse werden vom Gehirn in Form von Mustern gespeichert. Sie werden zu festen Lebensbegleitern und können oftmals schon durch das Einnehmen einer bestimmten Haltung, die Ausführung einer Bewegung, durch einen Gedanken oder eine Erinnerung ausgelöst werden.

> „Wenn wir unseren Körper straffen und spannen oder aber erschlaffen lassen, so strafft sich oder erschlafft, wie die Forschung nachgewiesen hat, ebenfalls unsere affektive Stimmung. Gleichzeitig ändern sich unsere Denkweisen und -inhalte“ (Ciompi 1998, 94).

Ähnlich wie wir uns nicht nicht bewegen oder nicht nicht denken können, gibt es auch keinen Augenblick in unserem Leben, ohne affektive Prozesse.

Die affektiv abgestimmte Kommunikation und das Erlernen einer Affektregulation entwickeln sich in Interaktionserfahrungen mit wichtigen Bezugspersonen der frühen Kindheit. So ist es in den ersten Monaten eine der wichtigsten Aufgaben in der Eltern-Kind-Beziehung, das Kind über die Fremdregulation zu unterstützen, Formen der Selbstregulation (Balance zwischen Erregung und Beruhigung) zu entwickeln. „Bei der Entstehung von emotionalen Mustern ist von einer differenzierten Lerngeschichte auszugehen“ (Ludewig 1998, 62). Dabei ist laut Levold (1998) für den Aufbau einer affektiven Kommunikation und Affektregulation weniger entscheidend, was wir tun, sondern, wie wir etwas tun. Fällt ein Kind vom Pferd, geht es nicht so sehr um den technischen Vorgang des Tröstens, sondern darum, wie die Pädagogin ihre Tätigkeit affektiv rahmt, d.h. ihre eigene affektive Beteiligung einbringt. Das gemeinsame Erleben affektiver Momente schafft Beziehung und Bindung. Es macht einen Unterschied, ob die Pädagogin von ihren Gefühlen erzählt und dadurch zu ihnen in Distanz geht oder ob der Dialog über die nonverbale Ebene in Form affektiven Mitschwingens in Echtzeit abläuft.

Stimmungen liefern die Hintergrundmusik für die Befindlichkeit und Lebensgestaltung, die dem Menschen oftmals zur Selbstverständlichkeit geworden sind. So sprechen wir z. B. von einer melancholischen, aggressiven oder euphorischen Grundstimmung, wenn wir einen Menschen beschreiben, mit dem wir längere Zeit im Kontakt sind.

Emotionen bezeichnen Zustände, die sich durch das Freisetzen einer größeren Menge Energie und einer motivationalen Ausrichtung klar von einer Grundstimmung abgrenzen. Sie haben Zugang zur bewussten Erlebensebene, lassen sich „spüren" und sind von außen gut wahrnehmbar. Emotionen erzeugen Energie für die Lenkung der Aufmerksamkeit und die Entwicklung von Motivation. Durch Emotionen werden wir auf bedeutsame Aspekte hingewiesen und erhalten so eine Entscheidungsgrundlage für unser Denken, das Setzen von Prioritäten und die Ausführung von Handlungen.

„Affekte mobilisieren und energetisieren das Denken, d. h. sie sind die essentiellen ‚Motoren' (und manchmal auch Bremser) der kognitiven Dynamik" (Ciompi 1998, 85).

Wir sind durch bewusstes Nachdenken über Situationen und den damit verbundenen Gefühlen in der Lage, auf unsere emotionale Verfassung einzuwirken. Das heißt, die kognitive Ebene überprüft, ob die emotionale Ausrichtung hinsichtlich unseres Ziels wirklich sinnstiftend ist.

Von Gefühlen sprechen wir, wenn Menschen ihre Emotionen in Worte fassen. Fuchs erörtert:

„Die eigentlichen, spezifisch gerichteten Gefühle entwickelten sich erst in Verbindung mit der zunehmend differenzierten Bewertung wahrgenommener Situationen, insbesondere sozialer Beziehungen" (2009, 141).

Gefühle bezeichnen das subjektive Erleben der Emotionen, die damit verbundene kognitiv erlernte Benennung und Einordnung sowie das „In-Beziehung-Setzen" zur Umwelt. Wir geben unseren Gefühlen Namen wie Angst, Wut, Freude, Trauer oder Liebe, um mit anderen einen Dialog darüber zu führen. Ein Affekt hat somit nicht nur eine physiologische (innere und äußere Körperbewegung) und motivationale (energetisierende) Ebene, sondern auch eine bewertende und verbale Komponente (kognitiv).

Ciompi unterscheidet Gefühle auch hinsichtlich ihrer Auswirkungen auf unsere Handlungen, unser Denken und unsere Bewegungen (1998, 85ff). Das Gefühl des Interesses und der Neugier sorgen dafür, dass wir uns einer Situation oder einem Menschen zuwenden und Kontakt aufnehmen. Wir fragen nach, beobachten und streben Austauschprozesse über unsere Erfahrungen an. Das Gefühl der Angst versorgt uns mit Energie, um nach einem Weg zu suchen, eine Situation verlassen oder aus dem Kontakt gehen zu können. Die Abwendung, die durch Angst ausgelöst wird, ist nicht selten mit einem Gefühl des Interesses gekoppelt, sich Personen oder Situationen zuzuwenden, die Sicherheit und Beruhigung unterstützen.

Wut und Aggression sind Gefühle, die es uns ermöglichen, unsere Grenzen deutlich zu machen und für Distanz zu sorgen. Wir teilen anderen Menschen dadurch mit, dass sie uns zu nahegetreten sind, uns gekränkt oder verletzt haben. Um Wut und Aggressionen entwickeln zu können, ist es notwendig, Nähe zu sich selbst zu empfinden und sich selber einen Wert beizumessen. Daher ist Wut und Aggression oft mit einem Gefühl der Freude und des Stolzes verbunden, für sich gesorgt zu haben. Das Gefühl der Freude und Liebe sorgt für eine Hinbewegung zu anderen Menschen und schafft Nähe und Verbundenheit. Liebe (im weitesten Sinn) und Freude brauchen Klienten, um sich zu öffnen und das Gegenüber an inneren Themen Anteil nehmen zu lassen. Das Gefühl der Trauer unterstützt das Loslassen dysfunktionaler oder nicht mehr lebbarer Bindungen. Trauer benötigen wir in Übergangsprozessen, um uns von einem Zustand zu verabschieden und uns auf Neues einzulassen.

FALLBEISPIEL

Daniel – von Gefühlen überflutet

Daniel (11 Jahre) nimmt an einer Heilpädagogischen Voltigiergruppe einer Tagesgruppe der Kinder- und Jugendpsychiatrie teil. Er wird mir im Gespräch vom Fachpersonal der Klinik und den Eltern als freundliches, interessiertes Kind mit einer großen emotionalen Instabilität und geringer Frustrationstoleranz beschrieben. Dies trete insbesondere im Zusammensein mit anderen Kindern und in Überforderungssituationen auf.

In seiner ersten Stunde erlebe ich Daniel bis zum Aufsteigen auf das Pferd in einer heiteren und neugierigen Grundstimmung. Er nimmt mit mir, den anderen Kindern und dem Pferd Kontakt auf und orientiert sich an meinen Hinweisen. Bereits beim Aufsteigen verändert sich seine Grundstimmung deutlich. Er wirkt zögerlich, schaut zu Boden und nicht auf das Pferd Samson. Seine Bewegungen verlangsamen sich. Ich teile ihm mit, dass wir erst mal gemeinsam mit dem Pferd gehen könnten, er müsse nicht aufsteigen. Daniels Anspannung steigert sich daraufhin: „Nein, ich will so reiten wie die anderen, aber der soll langsam laufen." Auf dem Pferd hält er die Griffe mit beiden Händen umklammert, sinkt mit dem wie festgestellt wirkenden Oberkörper nach vorne und heftet seinen Blick auf den Pferdehals. Ich bleibe beim Losgehen dicht bei ihm. Daniels Beine beginnen nach einigen Runden, leicht mitzuschwingen, und sein Oberkörper richtet sich auf. Außerdem schaut Daniel zu den anderen Kindern rüber, und auf seinem Gesicht erscheint ein zaghaftes Lächeln. Auf meine Frage, ob alles in Ordnung sei, erwidert er: „Ja, das ist toll." Zum Absteigen halte ich das Pferd an, gehe in seine Nähe und fordere ihn auf abzusteigen. Bei den anderen Kindern hatte er diesen Vorgang bereits beobachtet. Daniel krampft seine Hände um den Griff, rollt den Oberkörper ein, wird blass und sagt: „Der soll sich kleinmachen, sonst kann ich nicht runter." Ich frage nach, was er damit meine, woraufhin Daniel zu schreien beginnt: „Ich kann so nicht runter, der ist zu groß, der muss sich hinknien." Meine Rückmeldung, dass ich verstünde, wovor er Angst habe, führt zu einer weiteren Eskalation. Daniel brüllt jetzt durch die Halle: „Ich habe keine Angst, ich bin sauer, der soll sich kleinmachen. Ich will runter." Meine Angebote, ihm beim Absteigen zu helfen, indem ich ihn auffinge, beruhigen die Situation nicht, sondern werden von ihm durch vermehrtes Schreien und mit dem klaren Zurückweichen vor meinen Händen beantwortet. Da das Pferd nicht gelernt hat, sich hinzuknien, und meine Angebote nicht auf Zustimmung stoßen, gerät auch meine emotionale Grundstimmung der Neugier und Freude ins Wanken. Ich spüre deutlich, wie ich unruhig werde, mich umblicke und eher ängstlich-ratlos gestimmt nach einem Ausweg suche. Die anderen drei Jungen werden ebenfalls ungeduldig, fragen, wann es weitergeht und äußern: „Der soll endlich absteigen. So ein Angsthase!" Dies führt dazu, dass Daniel sich nicht mehr bewegt und leise vor sich hin jammert. Samson steht ruhig neben mir und lässt sich wenig irritieren.

Ich entscheide mich, zunächst dafür zu sorgen, dass sich meine Unsicherheit nicht verstärkt. Daher fordere ich die anderen Kinder auf, solange am Holzpferd zu üben, bis ich mit Daniel und dem Pferd eine Lösung gefunden hätte. Ohne zu protestieren, nehmen sie den Vorschlag an und entfernen sich. Die begleitende Mitarbeiterin der Einrichtung bitte ich, die Jungen beim Üben auf dem Holzpferd zu unterstützen. Anschließend wende ich mich Samson zu, indem ich meine Körperposition von Daniel weg auf Höhe des Halses des Pferdes verlagere. Ich berichte dem Pferd von meinem Problem: Ich sei mir sicher, dass ich Daniel auffangen könne, aber Daniel lehne diese Lösung ab. Eine andere Lösung sei nicht in Sicht, und so könnten wir nur abwarten. Es ist sehr hilfreich,

dass Samson brav und ruhig wartet. Daniel jammert weiter vor sich hin, dass er hier nie wieder runterkomme. Ich frage ihn, ob seine Wut beim Warten auf eine Lösung beim Halten oder wenn das Pferd sich bewegt kleiner wird. Er entscheidet sich für das Gehen, was mir deutlich macht, dass er die Spannungsreduktion beim Reiten registriert hat. Ich führe das Pferd auf dem Zirkel, unterhalte mich kurz mit den anderen Kindern, wenn wir in ihre Nähe kommen. Zudem achte ich darauf, ob ich Zeichen für eine Beruhigung bei Daniel feststelle. Kommen wir zu den anderen Kindern, schaut er nicht mehr auf den Pferdehals, sondern hebt den Blick, seine Hände klammern nicht mehr gar so fest an den Griffen, und in sein Gesicht kehrt etwas Farbe zurück.
Nach einigen Minuten, in denen ich nicht mit ihm geredet habe, melde ich ihm zurück, dass er seine Wut gut kenne. Erstaunt fragt er: „Wieso?" „Du hast entschieden zu gehen, und ich glaube, dabei wird die Wut kleiner, das war wohl eine gute Entscheidung." „Ja, die ist jetzt kleiner", bestätigt er. Ich frage nach: „Wenn die Wut kleiner ist, hast du dann ein bisschen Hoffnung, dass wir eine gute Lösung finden?" Er fragt mich daraufhin, warum Samson sich nicht kleiner machen könne. Daniel hört meiner Erklärung zu, während wir weiter im langsamen Tempo unsere Runden drehen. Außerdem erkläre ich ihm, dass Samson gelernt habe, ruhig stehen zu bleiben, sodass Daniel langsam an seinem Rücken und Bauch in meine Arme runterrutschen könne. Daniel ist wenig begeistert, fängt aber nicht an zu schreien oder zu jammern. Daher entscheide ich mich, abzuwarten, welche Lösungsidee er aus sich selbst heraus entwickelt. Daniel bietet mir an, einen Versuch zu wagen; aber nur einen Versuch, ich dürfe nicht ziehen. Wir handeln aus, dass er jederzeit „Stopp" sagen könne. Wir würden dann zunächst weitergehen, da dies ja eine gute Entscheidung von ihm zur Beruhigung seiner Wut gewesen sei. Er willigt ein.
Wir brauchen fünf Anläufe, bis Daniel gestützt durch meine Arme mit den Füßen am Boden ankommt. Er scheint erleichtert und erschöpft zu sein. Am Ende der Stunde sagt er zur Mitarbeiterin der Klinik, er könne jetzt wohl nicht mehr mitkommen. Ich frage nach, warum er glaube, dass er nicht mehr kommen könne. Daniel sagt: „Ich komme vom Pferd nicht runter, dann kann ich auch nicht rauf." Ich melde ihm zurück: „Ich habe gesehen, dass das Sitzen auf dem Pferd dir gut gefallen hat und sogar dafür gesorgt hat, dass deine Wut kleiner wird. Obwohl du Schwierigkeiten hattest, hast du das Pferd nicht gestört, und es hat keine Angst vor dir bekommen. Du weißt sehr gut, was du brauchst, und hast es mir auch sagen können. Gemeinsam haben wir eine Lösung gefunden, es hat etwas gedauert, aber du hast nicht aufgegeben. Ich finde, das sind gute Voraussetzungen, um weiterzumachen." Daniels Gesichtszüge entspannen sich: „Dann bis nächste Woche." Die anderen Kinder registrieren unser Gespräch und protestieren nicht.

Damit Daniel seine Emotionen für seine Entwicklung nutzen kann, bedarf es eines Rückkopplungsprozesses zwischen:

- Fühlen
- Ausdruck des Gefühlten durch Bewegung
- Benennung des Gefühlten
- Bewertung des Gefühls
- Einbezug der Resonanz, die von außen gegeben wird

Wird dieser Prozess an einer Stelle unterbrochen, kommt die Balance zwischen Erregung und Beruhigung ins Wanken. Zudem kann ein Reiz mehrere Gefühle gleichzeitig auslösen, sodass wir die unterschiedlichen Emotionen sortieren und zuordnen müssen. Daniel wird beim Aufsteigen auf das Pferd gleich mit zwei Situationen konfrontiert, die er nicht mit ein und derselben Handlung sinnstiftend bewältigen kann. Er zeigt deutliche Anzeichen von Angst vor dem Aufsteigen. Um die Erregung wieder herunterzufahren, müsste er einen Weg finden, das Aufsteigen zu vermeiden. Gleichzeitig ist die von den anderen Kindern ohne Unsicherheit bewältigte Aufgabe des Voltigierens als Außenreiz für ihn präsent. Hätte er einen „Rückzieher" gemacht, wäre vermutlich seine Angst gestiegen, von den anderen Kindern dafür ausgelacht zu werden. Er entscheidet sich, die eine Angst zu unterdrücken, damit er mit der anderen Angst nicht konfrontiert wird.

Auf mich machen die Beobachtungen in Verknüpfung mit den Vorinformationen den Eindruck eines oftmals erprobten Lösungsversuchs. Damit Menschen Emotionen loslassen oder verändern können, müssen sie die entstandene Energie durch Körperbewegungen und somit über die Handlungsebene wieder abbauen. Durch das in einem sicheren Rahmen stattfindende Bewegtwerden auf dem Pferd kann Daniel einen Teil der durch die Angst entstandenen Energie in Handlung umsetzen. Außerdem investiert er Energie in einen Blick zu den anderen Kindern und sucht nach Zeichen der Anerkennung für seine Leistung. Als sie den Blick freundlich erwidern, lächelt Daniel. Er hat seine Position innerhalb der sozialen Gruppe gesichert und die eine Angst beruhigt. Die Lösung fordert von Daniel einen hohen Preis: Er unterdrückt die andere Angst. Beim Absteigen ist die Angst vor der Aufgabe so groß, dass sein Muster „Ich muss die Zähne zusammenbeißen, damit die anderen nichts merken" nicht automatisiert ablaufen kann.

Daniel zeigt Symptome einer Stressreaktion, die entsteht, wenn eine Überforderung extreme Emotionen wie z. B. Angst auslöst und keine Idee zur Veränderung des Zustands existiert. Ihm steht viel Energie zur Verfügung. Diese wird jedoch nicht in Veränderungsmotivation investiert, da der Fokus

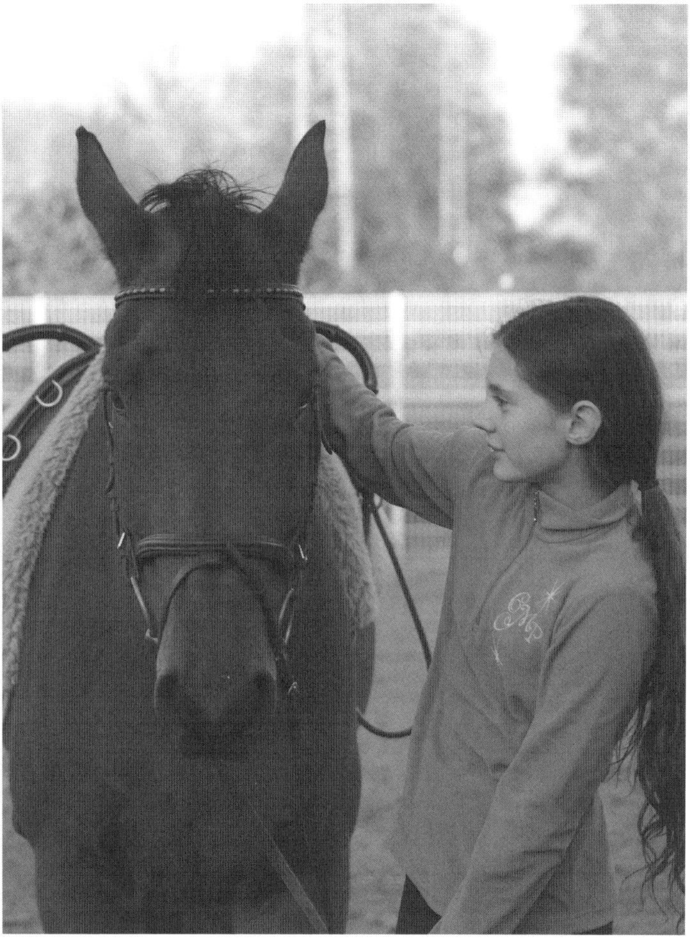

primär auf dem Sichern des Überlebens liegt. Das Verlassen der Situation ist Daniel in seiner Position auf dem Pferd nicht möglich. Sein Lösungsversuch besteht in der Verbalisierung seiner „Wut", die er mit lautem Schreien unterstreicht. Die Prüfung meines Angebots der Hilfestellung lässt sein Erregungszustand nicht zu. Die Rückmeldung der anderen Kinder aktiviert die zweite Angst vor der sozialen Ausgrenzung. Er verfällt in eine starre Haltung und in hoffnungsloses Jammern.

Handlungsleitend wird für mich die von Welter-Enderlin (1998) geforderte Grundprämisse, dass das rahmende System, das in diesem Fall aus mir und dem Pferd besteht, temporär autonomer und stabiler sein muss als das gerahmte System, das in diesem Fall aus Daniel, seinem inneren Kampf ums Überleben und den anderen Kindern besteht. „Der Zweck dieser affektiven

Rahmung ist die Erzeugung einer Metastabilität, wie sie für Wandel wesentlich ist" (Welter-Enderlin 1998, 245). Ich orientiere mich unabhängig von Daniels Verhalten an meinen Bedürfnissen und sorge zunächst für eine Beruhigung meiner emotionalen Befindlichkeit. Dies erreiche ich durch die Einforderung von Unterstützung durch die Mitarbeiterin der Klinik, sodass ich mich Daniel ohne Einflüsse von außen zuwenden kann. Außerdem nutze ich die Vertrauensbasis und die tragfähige Beziehung zum Pferd als Ressource. Dies bietet mir die Möglichkeit, meine eigene innere Befindlichkeit und meine Gedanken verbal auszudrücken. Daniel bekommt eine verbale Information darüber, wie ich die Situation einschätze. Mit dieser Selbstfürsorge hat sich für Daniel und sein Problem noch nichts Wesentliches verändert. Doch habe ich für eine Metastabilität gesorgt, in der ich für ihn hilfreich agieren kann. Levold (1998) hält es für eine der wichtigsten Aufgaben, die Interventionen auf die Grundlage der aktuellen Spannungssituation, in der sich die Klienten befinden, abzustimmen. Zunächst wird für eine Beruhigung im System gesorgt, sodass Interesse und Neugier entwickelt werden können und Impulse von außen überhaupt erst wieder in den Fokus der Aufmerksamkeit rücken (Levold 1998).

Ich frage Daniel, ob seine Wut beim Stehen oder Gehen kleiner wird. Er kann hierdurch an die Erfahrung der zunehmenden Entspannung, die er beim Reiten erlebt hat, anknüpfen und dies als Ressource nutzen. Durch seine aktive Beteiligung an der Lösungssuche in kleinen Schritten tritt selbst in einer für ihn ausweglos erscheinenden Situation eine wertvolle Fähigkeit hervor. Er erlebt sich nicht mehr nur als ausgeliefert, sondern als aktiv gestaltend. Daniel gibt seiner Energie eine Richtung und minimiert die Starre. Durch meine Kontaktaufnahme mit den Kindern baue ich Daniel für den Erhalt des Kontakts zur Gruppe eine Brücke. Er wagt es, sich den anderen trotz seiner schwierigen Situation zuzuwenden, und erlebt so Zugehörigkeit. Durch seine Frage, warum das Pferd sich nicht hinknien kann, signalisiert Daniel mir, dass er seine Angst so weit reguliert hat, dass er über die kognitive Ebene auf Reflexionskompetenzen zurückgreifen kann. Mein Angebot führt nicht zu einer erneuten Eskalation, sodass ich meine Verantwortung, für Beruhigung zu sorgen, zurückfahren kann. Daniel übernimmt die Führung bei der Suche nach einer Lösung und macht deutlich, dass er die Kontrolle braucht, um seine Angst zu regulieren. Somit haben wir uns in kurzer Zeit drei wichtige Voraussetzungen erarbeitet, um in Krisensituationen zu bestehen:

- miteinander verbunden zu sein und gut zusammenzuarbeiten
- trotz des Stresses an Ressourcen anknüpfen zu können
- Einfluss auf das Geschehen nehmen zu können

Diese drei Punkte melde ich ihm am Ende der Stunde zurück und stelle damit meinen Fokus der Aufmerksamkeit – „Du hast ganz viel geleistet, und ich konnte viele Fähigkeiten entdecken" – gegen seine Wahrnehmung des Versagens.

Gelingt es Menschen, ihre Emotionen in Form einer Balance zwischen Erregung und Beruhigung zu regulieren, wirkt sich dies wie ein Belohnungssystem für die im Körper ablaufenden Prozesse aus (Hüther 2009). Erst wenn Menschen erleben, dass sie sich aus sich selbst heraus weiterentwickeln und ihren Zustand regulieren können, entsteht eine intrinsische Motivation, Herausforderungen anzunehmen.

Das dauerhafte Fehlen von Herausforderungen führt zu einem emotional wenig differenzierten Erleben und einer geringen emotionalen Beteiligung. Menschen beschreiben sich als „gefühllos" und werden von Außenstehenden häufig in einer gleichbleibenden Grundstimmung erlebt. Es steht nicht ausreichend Energie zur Verfügung, um eine Veränderungsmotivation aufzubauen und über längere Zeit zu erhalten. Handlungen werden nicht als sinnstiftend erlebt. Ohne Herausforderungen, die dem Menschen Neugier und Angst spüren lassen, verfallen sie in Routine und haben wenig Veranlassung, aus vertrauten Mustern auszusteigen.

Fragen, die die Pädagogin bei der Prozessgestaltung leiten können

- In welcher Grundstimmung erlebe ich den Klienten?
- Nimmt der Klient seine Grundstimmung und Emotionen wahr?
- Mit welchen Wörtern benennt er seine Gefühle?
- Welche Reize lösen Emotionen aus?
- Auf welche Lösungsstrategien greift der Klient zurück, wenn ihm die Balance zwischen Beruhigung und Erregung entgleitet?
- Habe ich eine Rahmen gebende Struktur aufgebaut?
- Habe ich meine eigene emotionale Befindlichkeit im Blick?

Zusammenspiel von Wahrnehmung, Kognition, Motorik und Emotion

Wahrnehmungen, Gedanken, Gefühle und Bewegungen entwickeln Sinn, wenn sie auf die Sicherung des Grundbedürfnisses und die Ziele des Menschen (z.B. Schutz, Anerkennung, Teilhabe, Autonomie) ausgerichtet sind. Die Teilleistungen des Organismus können ihre Aufgabe nur dann sinnvoll erfüllen, wenn durch Rückkopplungsprozesse eine gegenseitige Beeinflussung in Form von Aktivierung oder Hemmung erfolgt. Am Beispiel von Daniel wird deutlich, dass seine Emotionen dadurch beeinflusst werden, dass er sich (unbewusst) Gedanken macht:

- Ich werde (wie immer) zum Außenseiter, wenn ich die Anforderung nicht schaffe (Aktivieren der Angst vor der Rückmeldung der Gruppe, Hemmen der Angst vor dem Aufsteigen).
- Ich komme hier nicht runter, das ist zu hoch (Hemmen der Angst vor der Gruppe, Ausblenden der anderen, Aktivieren der Angst vor dem Absteigen).
- Außerdem meldet ihm sein Körper (unbewusst) zurück, ob die Bewegung des Pferdes an positive Erfahrungen anknüpfen konnte: Ich werde getragen, es entsteht ein Rhythmus, mein Körper lockert sich (Hemmen der Angst vor dem Reiten, Aktivieren der Kontaktaufnahme mit den Kindern).
- Hände wollen mich runterholen, ich verliere die Kontrolle (Aktivieren der Angst vor dem Kontrollverlust, Hemmung der Kontaktaufnahme nach außen).

Durch das „In-Beziehung-Setzen" aller Impulse der Teilbereiche entstehen Möglichkeiten der Hemmung und Aktivierung sowie des Aufbaus eines Gefühls der Stimmigkeit hinsichtlich der eigenen motivationalen Ziele (Fuchs 2009). Das Erreichen eines beständigen Zustands der Stimmigkeit ist in einem Organismus nicht möglich. Die Anforderungen von außen ändern sich, und auch innere Prozesse bedürfen der ständigen Aktualisierung. Dadurch, dass Menschen immer wieder in Disharmonie geraten, sind sie gezwungen, sich zu entwickeln.

„Unser etwas überdauerndes Wohlbefinden ist nicht ein hergestelltes Ziel, sondern es ist abhängig davon, wie gut es gelingt, all unsere Grundbedürfnisse gleichzeitig zu befriedigen. Es ist abhängig vom Grad der Realisierung unserer motivationalen Ziele. Wenn wir ein Bedürfnis auf Kosten der anderen zu befriedigen versuchen, erreichen wir gerade kein subjektives Wohlbefinden" (Grawe 2004, 303).

Diese Prozesse sind nur in groben Zügen verbal fassbar oder gar schriftlich zu erläutern. Rückkopplungsprozesse laufen in Sekundenschnelle ab. Versuchen Pädagoginnen nur auf der bewussten Ebene Prozesse zu gestalten, werden sie der Komplexität des Erlebens des Klienten nicht gerecht und „hinken" mit ihren Interventionen hinterher. Die Gestaltung unterstützender Prozesse hängt zu einem großen Teil davon ab, ob die Pädagogin auch auf unbewusster, intuitiver Ebene an das Erleben des Klienten anknüpft (Schmid/Gérard 2008).

Eine integrative Betrachtung kognitiver, emotionaler und motorischer Prozesse bedeutet mehr als nur die Addition einzelner Teilleistungen. Durch die unentwegt ablaufenden zirkulären, autopoietischen Rückkopplungsprozesse entsteht eine übergeordnete Regulationsinstanz. Sie führt die Möglichkeit ein, sinnvolle und bedürfnisorientierte Beziehungen zwischen heterogenen, sich widersprechenden oder zunächst sinnlos wirkenden Impulsen einzelner Teilbereiche herzustellen.

„Das heißt, dass bei jeder Veränderung auf integraler oder psycho-sozialer ebenso wie auf physiologischer-körperlicher Seite die jeweils andere Seite immer gleichsinnig mitbetroffen ist. Das Gehirn wirkt dabei als Transformationsorgan, das die integralen, psycho-sozialen und die physiologischen Veränderungen und Einflüsse auf den Organismus fortwährend ineinander umwandelt" (Fuchs 2009, 263).

Die Kompetenz der ziel- und bedürfnisorientierten Steuerung der Rückkopplungsprozesse von Wahrnehmung, Kognition, Emotion und Motorik kann als eine Form der Selbstführung des Menschen beschrieben werden. Dietz et al. (2010) übertragen die Notwendigkeit einer übergeordneten Dimension im Organismus auf pädagogische und therapeutische Kontexte, indem sie die Wichtigkeit des Erlernens einer Selbstführung als grundlegendes Ziel beschreiben.

„Da aber keiner seiner Persönlichkeitsanteile [des Klienten] in der Lage ist, die Gesamtheit zu erfassen, gibt es neben Allianzen auch immer Widersprüche zwischen ihnen. Nur eine Instanz auf einer höheren Ebene, von der aus sie [die höhere Instanz] alle Teile und deren unterschiedliche Bedürfnisse und Strebungen nebeneinander verstehen und annehmen kann, hätte die Voraussetzung zu einer Führung, die auf das Ganze integrierend wirken kann" (Dietz et al. 2010, 140).

Kinder lernen die Selbstführung ihrer Prozesse des Wahrnehmens, Denkens, Fühlens und Sichbewegens in Resonanzprozessen mit ihren Bezugspersonen. Dieser Lernprozess ist nach oben offen, nie abgeschlossen und leistet immer nur eine Annäherung an ein Optimum. Eltern können aufgrund ihrer eigenen Lebensgeschichte früh an Grenzen stoßen, wenn sie ihre Kinder unterstützen müssen, Selbstführung aufzubauen. Dann benötigen sie Kontexte, in denen sie und ihre Kinder einen Rahmen finden, um gemeinsam zu erlernen, sich selbst und andere durch das komplexe Innenleben von Wahrnehmungen, Gedanken, Gefühlen und Bewegungen zu führen. Aber auch Menschen, die gute Konzepte der Selbstführung aufgebaut haben, können durch lange anhaltende Dauerbelastungen oder Schicksalsschläge aus dem Konzept geraten. Werden sie in dieser Phase achtsam begleitet, erweitern sie ihre Fähigkeiten der Selbststeuerung in schwierigen Zeiten. Um ein inneres Bild der Selbstführung aufzubauen, bedarf es:

- der Wertschätzung und Achtsamkeit im Umgang mit sich selbst (Selbstfürsorge),
- der inneren Verankerung von Kompetenzen (Bestätigung),
- der Unterschiedsbildung (Irritation),
- des Verweilens bei Wahrnehmungen, Gedanken, Gefühlen und Bewegungen (Verlangsamung),
- der Festlegung klarer, hinsichtlich der Erfüllung der Grundbedürfnisse hilfreicher kleiner Schritte (Annäherungsziele),
- der Entwicklung von Mut, um Vermeidungsziele aufzugeben (Herausforderungen annehmen),
- der Thematisierung der Einflussnahme (Selbstwirksamkeit),
- der Veränderungsakzeptanz im sozialen Umfeld (Beziehung) und
- des Dialogs (Verhandeln nach innen und außen).

Misslingt der Aufbau einer inneren Führung dauerhaft, werden Teilfunktionen nicht mehr ausreichend integriert. Innere Abstimmungsprozesse gestalten sich dysfunktional, sodass die Teilbereiche eher gegeneinander arbeiten. Von außen ist zu beobachten, dass:

- Menschen in ihren Zielen schwanken,
- sich ihre Motivationslage ständig ändert,

- sie unsicher, ängstlich, wütend, reizbar, deprimiert, hoffnungslos oder aufgedreht wirken,
- sie ihre emotionale Befindlichkeit nicht ausreichend steuern können,
- sie sich nicht verstanden fühlen,
- sie Kontakte abbrechen und versuchen, ihren Zustand zu verheimlichen,
- sich Beschwerden des Umfelds häufen,
- sie überangepasst wirken,
- sie Herausforderungen nicht annehmen, sondern vermeiden,
- sie Diagnosen und damit einhergehende Maßnahmen verordnet bekommen etc. (die Liste könnte noch lange fortgeführt werden).

Gibt es keine übergeordnete Instanz, die in der Lage ist, Polaritäten zu balancieren, Widersprüche in einem Kompromiss zu vereinen und Disharmonien zu glätten, verselbstständigen sich die Teilbereiche. Sie arbeiten nicht mehr zielorientiert zusammen und entgleiten der personellen Kontrolle. Autonomiebestrebungen und Beziehungen werden immer weniger bedürfnisorientiert gestaltet. Der Mensch befindet sich nicht mehr in einem Gleichgewicht zwischen Bestätigung und Irritation, wählt zunehmend Vermeidungsziele und immer weniger Annäherungsziele aus.

Literaturtipp

Da eine ausführliche Darstellung dieser Prozesse den Rahmen des Buches sprengen würde, sei auf die anschaulichen und ausführlichen Ausführungen bei Grawe 2004 verwiesen.

Gedanken in mir können sich widersprechen, sich gegenseitig bekämpfen; Situationen lösen widerstreitende Emotionen aus, und der Körper versucht gleichzeitig, eine Hin- und Wegbewegung motorisch aufzubauen. Gedanken, Emotionen und Bewegungen führen einen Machtkampf um das richtige Ziel oder die Vorherrschaft. Diese destruktiven Prozesse können sowohl im Inneren eines Menschen als auch zwischen Menschen oder zwischen Menschen und Pferden stattfinden. Bei diesem inneren und/oder äußeren Machtkampf geht es um Gewinnen und Verlieren. Zieht sich die Selbstführung zurück oder konnten bisher nicht ausreichende Kompetenzen der Selbstführung aufgebaut werden, erfolgt ein wertschätzender, demokratischer und achtsamer Dialog im Innen und Außen nicht in ausreichendem Maße. Durch anhaltende Machtkämpfe wird immer die Integrität der Persönlichkeit des Menschen sowohl nach innen als auch nach außen existenziell berührt.

In pädagogischen Prozessen stellt die Pädagogin sich als wertschätzendes, empathisches und kongruentes Gegenüber zur Verfügung, um den Klienten zu unterstützen, Fähigkeiten der Selbstführung auf verschiedenen Ebenen zu entwickeln:

- im Inneren im Kontakt mit sich selbst
- nach außen im Kontakt mit Menschen
- nach außen im Kontakt mit dem Pferd

Fragen, die die Pädagogin bei der Prozessgestaltung leiten können

- Welche Kompetenzen der Selbstführung kann ich beobachten?
- Welche Gedanken, Gefühle und Bewegungen brauchen Zeit, wollen sich nochmals zeigen dürfen und gehört werden?
- Wie könnte ein erstes kleines Ziel aussehen, dem alle inneren Teilbereiche zustimmen?
- Wie kann der Klient sich auf die Annahme einer Herausforderung vorbereiten und alle Teilbereiche um Mitarbeit bitten?
- Welchen Führungsbeitrag hat der Klient geleistet, dass die inneren Teilbereiche aufmerksam sind und sich führen lassen?
- Wie reguliere ich mich, wenn mir die Selbstführung entgleitet?

ZUSAMMENFASSUNG

- Das Erreichen von Stimmigkeit und Veränderung ist für den Menschen dann möglich, wenn sich neue Kompetenzen über eine Reflexion des Zusammenspiels von Wahrnehmung, Kognition, Motorik und Emotion körperlich verankern und dann wiederum ohne eine bewusste Aufmerksamkeit abgerufen werden können.
- Die Abstimmung zwischen Wahrnehmung, Kognition, Emotion und Motorik setzt den Menschen zielgerichtet mit der Welt in Beziehung.
- Schon durch die Selektion der Reize im Prozess der Wahrnehmung wird die grundlegende Ausrichtung für unser Denken, Fühlen und Sichbewegen gelegt.
- Im pädagogischen Prozess beschäftigt sich der Klient mit der Frage, wie er sein Denken strukturiert und wie er Glaubenssätze flexibel an neue Anforderungen anpassen kann.
- Die Körperbewegung fungiert als Brücke für die Weiterleitung von Reizen und die Umsetzung kognitiver Erkenntnisse und Emotionen in Handlung.
- Interventionen verfolgen das Ziel, den Sinn einer Körperbewegung zu verstehen, Alternativen zu erproben und über die Auswirkungen miteinander in den Dialog zu treten.
- Das gemeinsame Erleben affektiver Momente schafft Beziehung.
- Emotionen erzeugen Energie, die über die Handlungsebene abgebaut werden kann. Dies unterstützt die Veränderung emotionaler Zustände.
- Geraten Klienten emotional in Unruhe, muss das rahmende System temporär autonomer und stabiler sein als das gerahmte System. Damit reduziert die Pädagogin das Spannungsniveau auf ein Maß, das es dem Klienten ermöglicht, sich auf Veränderungsprozesse einzulassen.
- Die Teilleistungen des Organismus können ihre Aufgabe nur dann sinnvoll erfüllen, wenn durch Rückkopplungsprozesse eine gegenseitige Beeinflussung in Form von Aktivierung oder Hemmung erfolgt. Um dies zu erreichen, muss der Klient Kompetenzen der Selbstführung aufbauen.

4 Die Rolle der Pädagogin

Um die Klienten in ihren Zielsetzungen unterstützen zu können, handelt die Pädagogin eindeutig aus ihrer Rolle heraus. Wesentliche Aufgaben der Pädagogin wurden bereits beschrieben, begründet und reflektiert. Damit sich ein klar umrissenes Rollenverständnis ergibt, sollen im Folgenden noch Aspekte vertieft und einige Elemente ergänzt werden.

Selbstfürsorge

Pferde können ihre Bedürfnisse unter domestizierten Bedingungen nicht selbst befriedigen. Zudem trainieren sie viele geforderte Kompetenzen nicht ohne die Pädagogin. Die mit dem Pferd verbrachte Freizeit dient immer auch dazu, das Pferd auf seine Aufgaben vorzubereiten. Die Grenze zwischen Arbeit und Freizeit verschwimmt. Die Fürsorge für das Pferd und sein Training fordern dauerhaft ein hohes Engagement, eine stabile Gesundheit und einen großen finanziellen Aufwand. Damit die Pädagogin diese Aufgaben neben der pädagogischen Arbeit langfristig erfüllen kann, muss sie aktiv für sich selber Sorge tragen. Dazu gehören die Organisation von Entlastung, eine realistische Betrachtung der eigenen Ansprüche und der Aufbau einer angemessenen Distanz zum Pferd.

Geschwisterkinder wollen „nur" eine Runde reiten, das verspätete Abholen des Kindes wird als selbstverständlich angesehen, da die Pädagogin ja sowieso am Stall ist. Ein weiteres Kind wird in die Gruppe aufgenommen, weil es so dringend ist, oder Klienten fordern nach Abschluss der Stunde ein „kurzes" Gespräch ein. Die Pädagogin erhält Bestätigung dafür, dass es mit dem Pferd so „schön, ruhig und leicht" ist, und stimmt Ausnahmen somit leichter zu. Die hohe Belastung durch die Aufweichung des Rahmens registriert sie oftmals erst, wenn sie erschöpft ist. Selbstfürsorge leistet die Pädagogin, wenn sie sich nicht verführen lässt, die Verantwortung für die Gestaltung des Rahmens aufzugeben. Nur durch das Setzen klarer Grenzen eröffnet sie sich Zeit und Energie für Erholungsphasen, in denen sie sich dem eigenen Prozess zuwenden kann.

Für eine gute Selbstfürsorge und Qualitätssicherung ist nicht zuletzt die realistische Kalkulation des Angebots unabdingbar. Viele freiberuflich tätige Kolleginnen, die den Schwerpunkt auf die Arbeit mit Pferden legen, bewegen sich am Rande des Existenzminimums. Kostenträger übernehmen die Finanzierung der Maßnahmen nicht verlässlich. Aufgrund der finanziellen Schwierigkeiten können Ausgaben für Supervisionen oftmals nicht aufgebracht werden. Dies steht der Selbstfürsorge und Qualitätssicherung entgegen.

Literaturtipp

Grundlagen der Selbstfürsorge sind nachzulesen bei Gussone/Schiepek 2000. Möglichkeiten der Finanzierung im Therapeutischen Reiten sind ausführlich beschrieben bei Hölscher-Regener 2011.

Die Entwicklung eines eigenen Stils

Konzepte bergen immer die Gefahr, dass Kolleginnen mit wenig praktischer Erfahrung versuchen, dem vorgegebenen Rollenmuster zu entsprechen. Ein Praktikum bei Antonius Kröger eröffnete mir die Möglichkeit, das Rollenverständnis eines selbstbewussten und erfahrenen Pädagogen zu erleben. Lange Zeit beschäftigte mich, welche der erlebten Anteile ich in meine Arbeitsweise integrieren kann. Schwieriger war es, mir einzugestehen, dass einige Bausteine seiner Arbeit trotz aller Bemühungen nicht zu meiner Persönlichkeit passen wollten. Ich konnte sie technisch erlernen, lebendig wurden sie in mir und meiner Arbeit nicht. Klienten, Pferde und Kolleginnen fordern mich beständig heraus, „Lücken" in meiner Haltung und meinem Konzept zu füllen oder eingefahrene Wege zu verlassen.

Der lebenslange Prozess, einen eigenen Stil zu finden und authentisch zu leben, gehört zu den Kernaufgaben der Pädagogin. Herausfordernd ist diese Aufgabe, da sie nicht der Beliebigkeit unterliegt, sondern auf der Basis einer fachlichen Begründung, die sich der kollegialen Diskussion zu stellen hat, fußt. Alle Grundannahmen, die ich anderen Menschen entgegenbringe, gelten auch für den eigenen Prozess. Achtsam, wertschätzend, fürsorglich mit mir selber umzugehen, mich durch andere unterstützen zu lassen und die Verantwortung für mein Handeln zu übernehmen, diese Aufgaben erlebe ich als die schwierigsten in meinem beruflichen Kontext. Ein regelmäßiger kollegialer Austausch und die Supervision sind neben der Fallvorstellung äußerst wichtig für den eigenen Entwicklungsprozess und den Aufbau von Kompetenzen in der Selbstreflexion. Nur wenn die Pädagogin sich selbst entwickeln darf und in ihrer Arbeit positive, gewinnbringende Aspekte enthalten sind, wird sie dauerhaft zufrieden und fachlich fundiert arbeiten. Fördert eine Intervention den Prozess des Klienten oder erreicht die Pädagogin ein selbstgesetztes Ziel, ist es entscheidend, dass sie dies auf der bewussten Ebene als ihre Kompetenz registriert und wertschätzt. Damit ist auch das Recht verbunden, die Arbeit unter bestimmten Bedingungen oder mit bestimmten Klienten abzulehnen. In Veröffentlichungen zum Therapeutischen Reiten steht das Pferd oftmals als „heilsames" Element im Vordergrund, und die Bedeutung der Pädagogin tritt dahinter zurück. Dieses Bild wird der Realität nicht gerecht und steht der aktiven Verankerung von Kompetenzen, die das Selbstwirksamkeitsgefühl und Selbstkonzept stärken, entgegen.

Die Haltung des distanzierten Engagements in komplexen Systemen

Die Dynamiken im Klientensystem laden die Pädagogin ein, sich in die Muster des Systems einzubinden. Klienten versuchen, Verantwortung an die Pädagogin abzugeben, lasten ihr ausbleibende Veränderungen im Alltag an oder erproben, wie die Macht verteilt ist (Gussone/Schiepek 2000). In helfenden Berufen ist die Verführung groß, Selbstzweifel zu entwickeln und die Gedanken um das Klientensystem kreisen zu lassen. Beschwerden der Klienten führen leicht zur Steigerung des Engagements und zu einem erhöhten Rechtfertigungsdruck. Schmeicheleien verführen dazu, Zugeständnisse zu machen und dem Gegenüber die Übernahme von Verantwortung nicht zuzumuten. Steuert die Pädagogin nicht gegen, läuft sie Gefahr auszubrennen oder vermindert zum Schutz der eigenen Person die professionelle Auseinandersetzung. Um die eigene Handlungsfähigkeit zu sichern, dosiert sie ihr Engagement und wahrt innerlich Distanz. Viele ihrer Interventionen gestaltet sie intuitiv und aufgrund ihrer beruflichen Erfahrung. Um den Einladungen in die Systemdynamik zu widerstehen, muss sie ihr Verhalten jedoch immer wieder bewusst reflektieren. Dadurch gelingt es ihr leichter, sich nicht zu schnellem Handeln verleiten zu lassen. Sie prüft, ob mit ihrer Intervention die angemessene Verteilung der Verantwortung zwischen ihr und den Klienten gewahrt bleibt.

FALLBEISPIEL

Einladung in die Familiendynamik
Janniks Eltern besprechen mit mir im Erstgespräch die Zielsetzung für ihren Sohn (10 Jahre) in der Arbeit am Pferd. Sie laden mich im Erstgespräch in ihre Familiendynamik ein. Der Vater beschreibt sich zunächst als unbesorgt und verbindet damit die Einnahme einer eher passiven Position. Die Mutter meldet zurück, sie sei überfordert, hilflos und in großer Sorge um den Sohn. Aus beiden Haltungen erwächst keine ausreichende Übernahme an Verantwortung.

Auszug aus dem Erstgespräch
I.U.: „Wie könnte ein erster Schritt aussehen, und wie könnte ich Sie dabei unterstützen?"
Mutter: „Ja, da wird es schwierig. Vielleicht, dass Jannik die Termine bei Ihnen wahrnimmt. Er wird bei Ihnen versuchen wegzulaufen."
I.U.: „Dass Sie als Eltern dafür sorgen, dass er kommt und auch bleibt?"
Mutter: „Ja, da sehe ich schon die ersten Probleme. Der wird nicht freiwillig kommen."
I.U.: „Nehmen wir mal an, Sie beide würden so wie im Moment als Team zusammenarbeiten. Was könnten Sie tun?"
Vater: „Wir reden mit Jannik, sagen ihm, so geht es nicht. Er muss hingehen."
I.U.: „Sie treten gemeinsam als Team auf und machen Jannik Ihre Haltung ruhig, aber unmissverständlich klar?"

Gedankenspiel
Obwohl die Eltern Sorge äußern, Jannik könne in den Stunden abhauen, entscheide ich mich, mein Engagement nicht zu steigern. Ich mute ihnen die Übernahme der Verantwortung zu und betone ihre Zuständigkeit als Elternteam. Welche Auswirkungen ergäben sich, wenn ich mein Engagement steigerte? Antwort: Den Eltern böte ich als Entlastung an, während der Stunden nicht bleiben zu müssen. Ich übernähme es, dafür zu sorgen, dass Jannik nicht abhauen würde.

- Mit dieser Intervention würde ich mich in die Familiendynamik einfügen.

  - Die Botschaft an den Vater würde lauten: „Sie müssen sich nicht kümmern. Ich bin wichtiger."
  - Die Botschaft an die Mutter würde lauten: „Sie sind hilflos, es ist Ihnen nicht zuzumuten, dafür zu sorgen, dass Jannik nicht abhaut. Ich kann das besser."
- Bereits zu Beginn des Prozesses würde ich damit die Eltern schwächen und bestehende Muster stabilisieren. Die Verantwortung wäre nicht angemessen verteilt.
- Die Botschaft an Jannik würde lauten: „Ich bin die entscheidende Person im Veränderungsprozess. Deinen Eltern traue ich nicht viel zu. Sie müssen sich nicht verändern."
- Die Botschaften würden sofort Erwartungshaltungen bei der Familie erzeugen, wie ich bei auftretenden Schwierigkeiten handeln würde:
  - Sie erhöht ihr Engagement.
  - Sie ist als Fachfrau für die Lösung zuständig.
  - Sie entlastet uns als Eltern und übernimmt unsere Verantwortung.
  - Sie fordert keine Anstrengungen ein.
  - Sie bestärkt mich als Sohn darin, dass ich schwache Eltern habe.

Um sich gleichzeitig in Klienten einzufühlen und Distanz zu wahren, benötigt die Pädagogin Kompetenzen im Umgang mit komplexen Systemen und deren Dynamiken. Erst auf dieser Grundlage ist sie in der Lage, sich zu orientieren und aktiv in die Systemdynamik einzugreifen, ohne dabei der Erwartung zu unterliegen, dass sich ein bestimmtes Ergebnis einstellen muss. Rotthaus führt dazu aus:

„Eine solche Beschreibung entspricht einer Vorstellung von Therapie, in der bewusst auf den Versuch einer instruktiven Interaktion verzichtet wird, in der die Therapeutin nicht durch ihre Intervention festzulegen sucht, wie ihre Patientin reagiert, sondern mit Respekt und Neugierde beobachtet, was angesichts der individuellen Struktur der Patientin mit der therapeutischen Intervention geschieht. In einem solchen Verständnis will die Therapeutin lediglich verstören, anstoßen, anregen, neue Dimensionen aufzeigen; die Patientin hat die Verantwortung dafür, was sie daraus für sich macht" (2010, 67).

Das Konzept der sachorientierten Partnerschaft

Das von Kröger entwickelte Konzept der sachorientierten Partnerschaft nahm wesentlich Einfluss auf meine Arbeitsweise und Haltung (Kröger 2005). Die Betrachtung der Kernaussagen des Konzepts ist für die Beschreibung der pädagogischen Rolle unerlässlich.

„In einer sachorientierten Partnerschaft diskutieren alle Partner die Ziele ihrer Zusammenarbeit und deren Ergebnisse angesichts der sich laufend verändernden Gegebenheiten kritisch, vertrauensvoll offen und möglichst nahe an der Sache orientiert miteinander. Nur so wird sich der einzelne Partner nach entsprechender Abstimmung für eine verantwortungsvolle Erledigung der ihm zufallenden Aufgabe in die Pflicht nehmen" (Kröger 2005, 33).

Partnerschaft im Sinne Krögers ist nicht als Aufbau von Freundschaft, als Vermeidung von Konflikten oder als Ausstattung der verschiedenen Rollen mit gleicher Entscheidungs- und Verantwortungskompetenz zu verstehen. Die gegenseitige Wertschätzung und der Respekt voreinander sowie die Bereitschaft zur Verantwortungsübernahme in gemeinsam getragenen Aktionen beschreiben seine Vorstellung eines partnerschaftlichen Miteinanders. Dazu gehört auch die Akzeptanz, dass verschiedene Rollen unterschiedliche Entscheidungskompetenzen und ein differenziertes Maß an Verantwortungsübernahme mit sich bringen.

Unter der Orientierung an der Sache ist die Ausrichtung am Thema des Klienten oder an auftretenden Störungen im Prozess zu verstehen. Die Gefühle, Gedanken und Handlungen des Klienten werden nicht hinsichtlich der Frage geprüft, ob er sich so an die Vorlieben und Erwartungen der Pädagogin anpasst. „Es darf niemand sein Handeln vom Gefallen einer anderen Person bestimmen lassen" (Kröger 2005, 35). Die Pädagogin macht ihre Unterstützung nicht davon abhängig, ob der Klient sie mag oder sich normenkonform verhält. Viele Klienten haben personenorientiertes Handeln tief verinnerlicht und zeigen eine hohe Bereitschaft, ihr Verhalten daran auszurichten, gemocht zu werden. Oder aber sie zeigen auffälliges Verhalten, weil sie sich so der Aufmerksamkeit des Gegenübers sicher sind.

Unterstützt die Pädagogin die Personenorientierung, treten die Auseinandersetzung mit dem realen Geschehen und die Entwicklung einer „echten" sozialen Bezogenheit in den Hintergrund. Die Pädagogin orientiert sich mit ihren Interventionen an den beobachtbaren Auswirkungen von Verhaltensweisen und an den sachlich begründbaren Erfordernissen, die sich aus dem Thema oder der Störung im Prozess ergeben. Dies beinhaltet auch, dass sie eigene Gedanken und Gefühle im Prozess zur Verfügung stellt und eine Verknüpfung zum aktuellen Geschehen insbesondere am Pferd herstellt. Entscheidend ist dabei, dass von ihrer Rückmeldung kein Manipulationsversuch, sondern ein Impuls für die Beziehungsgestaltung und das Anliegen des Klienten ausgeht. Sie äußert ihre Gefühle nicht mit der Intention, die Verantwortung dafür an den Klienten abzugeben oder dadurch Macht auszuüben. So macht ein Lob nur dann Sinn, wenn der Klient dadurch genau nachvollziehen kann, was ihm gelungen ist. Eine inhaltsfreie Begeisterungsrückmeldung der Pädagogin vermittelt ihm die Botschaft, die Pädagogin zufriedengestellt zu haben, eröffnet ihm jedoch keine Möglichkeit, eine neue Kompetenz wahrzunehmen und zu verankern. Die Rückmeldung der Pädagogin, dass sie sich ärgert, fördert den Prozess nur, wenn sie offenlegt, welchen Anteil zur Entstehung des Ärgers sie beigetragen hat und in welcher Form sie aktiv wird, um ihren Ärger unabhängig vom Verhalten des Klienten zu verändern.

Präsenz

Das Konzept der Präsenz von Omer und von Schlippe (2002) knüpft an die Grundidee der sachorientierten Partnerschaft an. Betrachtet werden im Folgenden die Aspekte, die für die Rolle der Pädagogin in der pferdegestützten systemischen Arbeit von Bedeutung sind.

„Machtausübung mag eine Form der Anwesenheit sein, jedoch halten wir es nicht unbedingt für das erstrebenswerteste Ziel, dass die Beziehungen zwischen Eltern und Kindern von Machtbeziehungen geprägt sind. Im Gegenteil: Eine Ausrichtung der Interaktionspartner an dem Prinzip von Macht und Herrschaft beruht auf dem Prinzip von Sieg und Niederlage, Belohnung und Strafe. Anwesenheit beruht auf einem ganz anderen Prinzip: dem der Kooperation zwischen Partnern, die zwar in einer Situation ungleich verteilter Macht leben, die jedoch auf der Basis der ‚Gleichberechtigung der Stimmen' miteinander in Verhandlung treten können. Hierzu bedarf es jedoch der Erfahrung, dass sich auf beiden Seiten der Verhandlung jeweils prägnant erkennbare Personen befinden, die da sind, eben präsent" (Omer/von Schlippe 2002, 29).

Präsenz entsteht durch die Fokussierung der Aufmerksamkeit auf ein konkretes inneres oder äußeres Geschehen. Im Zustand der Präsenz sind die Gedanken, Gefühle und Bewegungen auf einen Fokus ausgerichtet. Ablenkungen durch andere Reize werden wahrgenommen, jedoch nicht mit Aufmerksamkeit belegt. Da der Mensch seine Aufmerksamkeit fortwährend lenkt, ist die entscheidende Frage nicht, ob er präsent ist, sondern auf welchen Fokus er seine Präsenz wie ausrichtet. Hauptaufgabe der Pädagogin ist es, mit Klienten in Beziehung zu treten und das Beziehungsgeschehen aktiv für die Prozessgestaltung zu nutzen. Dies gelingt ihr, wenn sie ihre Aufmerksamkeit auf das Beziehungsgeschehen und nicht auf Ablenkungen, Nebenschauplätze oder Machtkämpfe ausrichtet.

Erst wenn der Klient zurückmeldet, dass er die Pädagogin als präsent wahrnimmt und den damit verbundenen Informationen Beachtung schenkt, entfalten ihre Interventionen eine gerichtete beziehungs- und prozessbezogene Wirkung. Präsenz muss demnach so gestaltet werden, dass das Gegenüber mich bezogen auf meine Person und Themen präsent erlebt. Die Pädagogin hat zu lernen, ihre Aufmerksamkeit durch den Körperausdruck, die Sprache und die Regulation ihrer Affekte bei einem Thema zu halten. Das Geschehen am Pferd und insbesondere in Gruppenmaßnahmen bringt eine Komplexität mit sich, die es erforderlich macht, diese Kompetenzen intensiv zu üben.

Omer und von Schlippe (2005) gehen davon aus, dass die Einnahme einer präsenten Haltung die Entstehung einer neuen Autorität, die ohne Machtgebaren oder Gewalt auskommt, ermöglicht. Die Entwicklung von Autorität durch Präsenz ist notwendig, um in destruktiven Kontexten Menschen eine wertorientierte Rahmung für einen Veränderungsprozess anzubieten. Vier Kernelemente der Autorität durch Präsenz in pädagogischen Kontexten sind:

1. Handlungen basieren auf einer klaren ethischen und wertorientierten Grundlage, die sich aus der Rollenverantwortung ergibt. Sie basieren auf gegenseitigem Respekt und sind frei von Machtansprüchen. Die Pädagogin verzichtet auf jede Form von Gewalt.
2. Die Pädagogin achtet auf eine Stimme der Einladung und zeigt sich am Aufbau einer wertschätzenden, achtsamen Beziehung interessiert. Sie verzichtet nicht auf Gesten der Präsenz.
3. Die Pädagogin unterliegt der Verpflichtung, eine Lösung einzufordern. Sie stellt ihre Rollenverantwortung nicht zur Diskussion. Die Pädagogin lebt ihre eigene Präsenz unabhängig vom Verhalten des Gegenübers: Sie

bleibt, bis dem wesentlichen Thema auf der Grundlage einer positiv gerichteten Beziehung Aufmerksamkeit geschenkt wird. Sie aktualisiert ihre Präsenz beständig und überprüft die Wirkung anhand der Rückmeldungen des Klienten. Sie achtet darauf, im Einklang mit ihren inneren Stimmen zu sein, und nimmt sich Zeit für den eigenen Prozess.

4. Die Pädagogin ist sich bewusst, dass sie ihr Gegenüber nicht ändern kann. Wohl aber kann sie beharrlich an Themen dranbleiben und sich machtausgerichteten, gewalttätigen oder erpresserischen Verhaltensweisen widersetzen. Der Klient trägt die Verantwortung für sein Verhalten. Sie nimmt ihm diese nicht ab.

Die Auswirkung einer beziehungsorientierten Präsenz auf den Prozess wird im Folgenden anhand einer konkreten Situation beschrieben. Um die Interventionen nachvollziehbar begründen zu können, wechseln sich Beschreibungen der Beobachtung, der Intervention und der konzeptionellen Grundlagen ab.

FALLBEISPIEL

Krisenbewältigung durch Präsenz

Ausgangssituation: Peter, Dirk, Katja und Jan nehmen seit sechs Wochen an einer Gruppe im Setting des Voltigierens teil. In den letzten zwei Stunden testet Peter (9 Jahre) das Ignorieren der Regeln vermehrt aus. Er ist in Streitigkeiten mit den anderen Kindern verwickelt und wird von ihnen weniger in Spielsituationen eingeladen. Peter genießt seine Zeit auf dem Pferd und wirkt dabei entspannt.

Beobachtung: Peters Zeit auf dem Pferd ist abgelaufen. Die Aufgabe des Absteigens steht an. Er verschränkt die Arme vor dem Körper und sagt: „Ich bleibe noch oben!"

Intervention: Ich frage nach, ob ich es richtig verstanden hätte, dass er nicht absteigen wolle. Ich halte das Pferd Rodin an und verweile einen Augenblick in der Mitte, um die Aufmerksamkeit auf meinen inneren Prozess zu lenken:

- Welche Werte (Regeln) werden verletzt? Antwort: Der Wert der Gerechtigkeit. Die anderen Kinder haben ein Recht auf Zeit auf dem Pferd.

- Welches Bedürfnis zeigt Peter, und welche Fähigkeit hat er noch nicht entwickelt? Antwort: Er fordert mehr Zeit auf dem Pferd ein, es scheint ihm gutzutun. Peter hat noch nicht gelernt, seine Bedürfnisse mit anderen abzustimmen und Interessen anderer in seiner Planung zu berücksichtigen. Vorgehen: Dann nehme ich die Longe auf, gehe zu Peter und suche Blickkontakt. Ich achte darauf, dass die Kontaktaufnahme eine Einladung in die Beziehung ist (ruhig, freundlich, zugewandt und nicht schnell, drohend, vorwurfsvoll).

Konzeptionelle Begründung: Ich richte mein Handeln an der wertorientierten Verpflichtung meiner Rolle aus. Ich nehme mir Zeit und gehe davon aus, dass ich nicht sofort handeln muss, um meine Autorität zu wahren. Ich frage, ob ich Peter richtig verstanden habe, und vergewissere mich so, ob wir dem gleichen Thema Aufmerksamkeit schenken. Durch die Verringerung der räumlichen Distanz und die Gestaltung eines nonverbalen Kontaktmoments verstärke ich meine körperliche Präsenz.

Beobachtung: Peters Gesicht wird noch eine Spur trotziger, und er verkündet: „Ich steige nicht ab!" Die anderen Kinder registrieren die Unterbrechung und schauen zum Geschehen am Pferd.

Intervention: „Ich weiß, dass ich dich nicht zwingen kann. Du genießt die Zeit auf dem Pferd sehr. Dich stört, dass Katja jetzt an der Reihe ist. Ich bin verpflichtet, dafür zu sorgen, dass alle Kinder Zeit auf dem Pferd haben. Ich werde bleiben, bis wir eine Lösung, mit der alle zufrieden sind, gefunden haben."

Beobachtung: Peter verstärkt seine abwehrende Körperhaltung und antwortet: „Das ist mir doch egal." Die anderen Kinder kommen hinzu.

Intervention: „Wir haben Zeit, eine Lösung zu finden mit der alle zufrieden sind."

Konzeptionelle Begründung: Ich verknüpfe die unterschiedlichen Bedürfnisse und Verantwortungen miteinander. Auf Belehrungen, Androhen von Konsequenzen oder Hinweise auf Defizite verzichte ich. Damit verhindere ich die Zuschreibung von Opfer- und Täterrollen und vermeide Eskalationen. Peters Bedürfnis wird geachtet und ihm nicht als ein Defizit zum Vorwurf gemacht. Meine Verpflichtung, und nicht etwa nur meinen Wunsch, teile ich Peter klar mit. Ich mache deutlich, dass ich nicht bereit bin, auf eine Lösung zu verzichten, keiner verlieren soll und ich dafür Zeit und Aufmerksamkeit investieren werde. Peter hat das Recht, sich zu widersetzen, wird dadurch aber nicht von der Verantwortung entbunden, an einer für alle akzeptablen Lösung mitzuarbeiten. Ich nutze die Situation, um Peter zurückzumelden, dass ich an einer guten Beziehung zu ihm interessiert bin. Das Pferd bietet Peter weiterhin unvoreingenommen Kontakt an und wartet geduldig, bis es weitergehen kann.

Beobachtung: Die anderen Kinder fragen nach, was passiert sei.

Intervention: „Peter genießt seine Zeit auf dem Pferd und will nicht absteigen, damit Katja aufsteigen kann. Ich bin verpflichtet dafür zu sorgen, dass ihr alle drankommt. Noch haben wir keine Lösung gefunden, mit der alle zufrieden sind."

Beobachtung: Die anderen Kinder fordern Peter auf abzusteigen. Er weigert sich weiterhin. Daraufhin beschimpfen die Kinder ihn, er sei blöd und gemein.

Intervention: „Ihr ärgert euch über Peter. Er kann sich noch nicht so gut an Regeln halten. Vielleicht können wir ihm helfen, das zu lernen."

Konzeptionelle Begründung: Ich schildere die Situation sachlich und respektvoll. Damit die Kinder den Fokus der Aufmerksamkeit teilen können, stelle ich Transparenz her. Ich zeige Verständnis für den Ärger der Kinder und betone, dass Peter noch etwas lernen muss. Dadurch steuere ich den Prozess und lade die Kinder ein, sich respektvoll und hilfreich zu verhalten.

Beobachtung: Jan macht den Vorschlag, dass Peter jetzt noch ein paar Runden reiten dürfe und dafür die nächste Runde aussetzen müsse. Peter steigt wütend ab und verlässt die Halle. Dabei greift er in den Sand und wirft ihn gegen das Pferd. Das Pferd erschreckt sich.

Intervention: „Das Pferd hat sich erschrocken – lasst uns mal schauen, wie wir es beruhigen können." Die Kinder und ich bleiben ruhig stehen, reden mit dem Pferd, drehen es in die Richtung des Reizes, damit Rodin sehen kann, dass die Gefahr vorüber ist. „Ich muss erst schauen, dass sich ein Mitarbeiter um Peter kümmert, damit ihm nichts passiert. Wartet ihr einen Moment auf mich? Ich bin mit dem Pferd gleich wieder bei euch."

Konzeptionelle Begründung: Ich strukturiere die Situation und setze Prioritäten. Zunächst sorge ich dafür, dass das irritierte Pferd wieder im Kontakt mit mir und den Kindern ist. Ich verbalisiere, dass ich mich Peter gegenüber weiterhin fürsorglich verhalte und kein Grund zur Sorge besteht, weil noch keine Lösung gefunden wurde.

Beobachtung: Peter hockt wütend vor der Halle.

Intervention: (zur Mitarbeiterin, Gespräch findet in der Nähe von Peter statt, sodass dieser zuhört) „Kannst du dich um Peter kümmern? Peter ist wütend und braucht vielleicht jemanden, mit dem er darüber sprechen kann. Ich gehe wieder zu den anderen Kindern. Nach der Stunde arbeite ich mit Peter weiter an einer Lösung."

Konzeptionelle Begründung: Ich hole mir Unterstützung und sorge dafür, dass Peter eine Ansprechpartnerin hat. Meine Helferin ist mit meiner Arbeitsweise vertraut und weiß, dass ihre körperliche Präsenz im Zentrum steht. Sie hat nicht die Aufgabe, Peter zu animieren, sich zu verändern. Durch meine Ankündigung, nach der Stunde mit ihm an einer Lösung zu arbeiten, verdeutliche ich, dass ich nicht bereit bin, das Thema verschwinden zu lassen. Peter bleibt klar in der Verantwortung für sein Verhalten. Ich unterlasse eskalationsfördernde Handlungen (schnelle Bewegungen, Fragen, Drohungen, Stellen von Forderungen). Durch meine Bereitschaft, Peter Zeit einzuräumen und keine schnelle Verhaltensänderung von ihm zu fordern, bringe ich ihm Respekt entgegen und zeige mein Interesse an einer guten Beziehung. Ich mache den Wert meiner Intervention und das Maß meiner Präsenz nicht davon abhängig, dass das Problem sofort gelöst wird und sich der Kontakt zum Gegenüber verbessert. Ich weiß, dass Interventionen verdaut werden müssen und oft erst verspätet wirken.

Intervention am Ende der Stunde: „Wir sind eine Gruppe. Mir ist es wichtig, dass auch Peter wieder mitmachen kann und dabei lernt, die Regeln einzuhalten. Habt ihr eine Idee, wie wir Peter unterstützen können?"

Beobachtung: Es werden unterschiedliche Sichtweisen ausgetauscht, Ideen gesammelt, und es wird besprochen, welche hilfreich sein könnten (Prüfung der Auswirkungen). Anschließend wird das Pferd auf der Stallgasse angebunden und ich setze mich zu Peter. Die Helferin achtet auf die anderen Kinder und das Pferd.

Intervention: „Peter, gut dass du noch da bist, wie geht es dir jetzt? Hast du eine Idee, wie wir unser Problem lösen können?" Warten.

Beobachtung: Peter macht einen ruhigeren Eindruck. Er macht Vorschläge, die nur einseitig seine Bedürfnisse unterstützen: „Ich durfte heute nur einmal reiten, dafür darf ich nächstes Mal öfter."

Intervention: „Den Vorschlag nehme ich nicht an. Die Regel ist, dass die Zeit auf alle gerecht verteilt wird. Du hast heute entschieden, nicht mitzumachen. – Pause – Jan hat einen Vorschlag gemacht, der könnte dich interessieren." Wir handeln aus, ob Peter bereit ist, den Vorschlag anzuhören. Ich bitte Jan, Peter seinen Vorschlag zu erklären.

Konzeptionelle Begründung: Ich lenke den Fokus zunächst auf mein Anliegen, eine gute Beziehung zu Peter aufzubauen, und frage ihn, wie es ihm jetzt geht. Anschließend knüpfe ich an die nicht geklärte Situation an und lenke die Aufmerksamkeit auf die Lösungssuche. Vorschläge, die das Problem stabilisieren und nicht auf den Aufbau guter Beziehungen zu allen ausgerichtet sind, lehne ich mit dem Hinweis auf meine Verantwortung ab.

Beobachtung: Jan erklärt Peter, dass er auch gerne mehr Zeit auf dem Pferd hätte. Sie könnten ja immer zu zweit reiten, dann hätten sie die doppelte Zeit. Peter überlegt und schaut mich an.

Intervention: „Mit der Idee bin ich einverstanden. Ihr müsst euch gut absprechen, damit euer gemeinsamer Einsatz klappt. Das traue ich euch zu, und ich werde euch unterstützen."

Beobachtung: Peter erklärt, dass er es ausprobieren will.

Intervention: „Gut, du nimmst Jans Angebot an, und ihr beide versucht es gemeinsam." Nach einer kurzen Pause: „Peter, das Pferd hat sich erschrocken, als du mit Sand geworfen hast. Wir brauchen noch eine Idee, wie du das wiedergutmachen kannst. Wir könnten Rodin eine Runde gemeinsam führen, dann kann Rodin prüfen, ob du noch gefährlich für ihn bist."

Konzeptionelle Begründung: Ich binde ein weiteres Kind in die Lösungssuche ein und mache so deutlich, dass es in der Gruppe eine gemeinsam getragene Verantwortung für die Gestaltung des Zusammenseins gibt. Gleichzeitig kündige ich an, dass beide sich gut absprechen müssen und somit eine neue Herausforderung ansteht. Auch an das Erschrecken des Pferdes knüpfe ich an und mache Peter einen Vorschlag, wie er für sein destruktives Verhalten gegenüber dem Pferd Verantwortung übernehmen kann.

Der Vorschlag ist nicht mit der Idee der Strafe verbunden, sondern damit, etwas für eine positiv gerichtete Beziehung zum Pferd zu tun. Durch das gemeinsame Führen erhält Peter die Möglichkeit, sich zu vergewissern, dass die Beziehung zu mir und dem Pferd keinen Schaden genommen hat.

Beobachtung der Situation zu Beginn der nächsten Stunde: Alle Kinder treffen ein und reden durcheinander. Ich sammele sie, warte bis es ruhig ist – vorher können wir nicht beginnen.

Intervention: „Mir ist es wichtig, an eure Vereinbarung zu erinnern. Jan und Peter arbeiten heute als Partner zusammen, und ich unterstütze die beiden dabei."

Durch klares wertorientiertes Handeln, ein konsequentes Beziehungsangebot und Beharrlichkeit fordere ich die Wahrnehmung meiner Präsenz beim Gegenüber ein. Dabei koppele ich meine personale Präsenz mit der Präsenz für das zentrale Thema. Von Bedeutung ist dabei, dass ich mich nicht in eskalierenden Machtkämpfen verfange und nicht versuche, den Klienten zu zwingen, sich normenkonform zu verhalten. Für dieses Steuerungselement in pädagogischen Prozessen trage ich Verantwortung.

Literaturtipp

Das Konzept der „Autorität durch Beziehung" ist in den Veröffentlichungen der Autoren nachzulesen (Omer/von Schlippe 2002; 2005; 2010).

Beziehungsorientierte emotionale Rahmung instabiler Systeme

Hildenbrand und Welter-Enderlin (1998) gehen davon aus, dass für die Begleitung von Veränderungsprozessen neben dem Fallverstehen der Aufbau einer sicheren emotionalen Basis entscheidend ist. Sie beziehen sich auf Ergebnisse der Säuglingsforschung, die belegen, dass Kinder sich dann optimal entwickeln, wenn ihre Eltern emotional gefestigt sind. Auf der Grundlage einer stabilen Instanz (Pädagogin) erfährt der Klient Sicherheit, Orientierung und Halt, gerade in Krisensituationen. Dies erleichtert es ihm, sich Veränderungsprozessen zu stellen (Welter-Enderlin 1998). Angelehnt an die Ausführungen der Autoren stellt sich die Frage, wie die Pädagogin in pferdegestützten systemischen Angeboten eine stabile Rahmung von Prozessen aufbaut.

Um auf der emotionalen, kognitiven und verhaltensbezogenen Ebene stabiler zu sein als der Klient, hat die Pädagogin gelernt, ihre Emotionen zu regulieren. Sie schwingt emotional mit den Klienten mit, ohne sich in deren Emotionen zu verlieren. Wird sie mit widersprüchlichen Gedanken des Klienten konfrontiert, bleibt ihre Fähigkeit, die eigenen Gedanken zu ordnen, erhalten. Sie steuert ihr Verhalten bewusst und vermeidet Abhängigkeiten vom Verhalten des Klienten (z. B. deeskalierendes Verhalten als Antwort bei Einladungen in Eskalation). In Krisensituationen ist sie sich bewusst, dass nicht so sehr die Lösung des Problems als vielmehr die Erhöhung der rahmenden Stabilität durch beziehungsorientierte Interventionen zu ihren Aufgaben gehört.

Das eingesetzte Pferd muss grundsätzlich ebenfalls über eine größere Stabilität verfügen als der Klient. Das Pferd steuert durch klares und eindeutiges Verhalten Impulse zum Prozess bei. Es darf sich erschrecken, die Mitarbeit verweigern und eigene Ideen einbringen. Ist das Pferd jedoch so wenig in sich gefestigt, dass seine Reaktionen heftig und bedrohlich ausfallen und es lange Zeit benötigt, sich zu beruhigen, wirkt sich dies destabilisierend auf den Klienten aus. Die Beziehung zwischen Pädagogin und Pferd muss ebenfalls auf einer stabilen Grundlage stehen, damit der Klient in der triadischen Beziehung ein tragendes Fundament vorfindet.

FALLBEISPIEL

Daniel – Bewältigung einer Krise in einem sicheren Rahmen

Daniel zeigt beim Aufsteigen auf das Pferd deutliche Anzeichen von Unsicherheit. Das Absteigen vom Pferd erlebt er als eine Herausforderung, die es ihm nicht mehr ermöglicht, seine Emotionen zu regulieren. Daniel befindet sich in einem instabilen Zustand und benötigt von außen kommende Stabilität, um trotz des Krisenerlebens Lösungen zu entwickeln. Folgende Interventionen dienen dem Aufbau einer Metastabilität:

1. Ich verstärke meine körperliche Präsenz, achte auf eine gute Abstimmung mit dem Pferd und stelle die Sicherheit in den Vordergrund. Bei aufkommenden eigenen Unsicherheiten stelle ich mein Befinden in den Vordergrund, hole mir Unterstützung und sorge so dafür, dass ich meine Stabilität zeitnah zurückgewinne.

2. Ich beachte Daniels Rückmeldungen bei der Gestaltung von Interventionen mit dem Fokus auf Deeskalation. Ich experimentiere mit Angeboten, die die Herausforderungen mindern könnten.
3. Ich kann Verhaltensweisen des Pferdes (sich im ruhigen Schritt führen lassen) verlässlich abrufen und mich somit ganz auf die Beziehung zu Daniel konzentrieren. Äußere Einflüsse begrenze ich.
4. Ich lasse das Pferd als tragendes, rhythmisierendes Element zur Wirkung kommen, indem ich ihn Runde um Runde im Schritt führe. Damit knüpfe ich an positive Einflüsse (Bewegtwerden auf dem Pferd) und seine Ressourcen an, um Daniel dabei zu unterstützen, sich zu beruhigen. Ich übernehme die Verantwortung für eine permanente Abstimmung auf der Ebene der Kognition, Emotion und Bewegung.
5. Ich verlangsame den Prozess und suche nicht nach einer schnellen Lösung. Ich mute Daniel die Krise in einem sicheren Rahmen zu. Darüber hinaus binde ich ihn in kleinen Schritten, die ihn nicht überfordern, in die Lösungssuche ein. Ich treffe mit ihm Absprachen, durch die er sein Bedürfnis nach Kontrolle sicherstellen kann.
6. Ich sortiere mit Daniel die Auswirkungen der Krise auf sein inneres Erleben (Zugang zu seinen Kompetenzen), auf unsere Beziehung und die Beziehung zum Pferd. Ich teile ihm mit, dass es keinen Grund zum Aufgeben gibt.

Im gesamten Verlauf erlebt Daniel, dass seine Instabilität nicht auf das rahmende System übergreifen kann und ein tragendes Fundament für das Finden einer Lösung erhalten bleibt. Dabei wird Daniel nicht aus der Verantwortung entlassen, an einer Lösung mitzuarbeiten.

Allein die Tatsache, dass die Pädagogin und das Pferd stabil bleiben, erhöht die Wahrscheinlichkeit, dass der Klient vermehrt eigene Stabilität in der Krise erlebt.

Veränderungsrelevante Auseinandersetzungen sind alles andere als ruhig und sachlich geführte Gespräche, denn es geht um affektiv hoch geladene Inhalte – umso wichtiger ist dabei das Bewusstsein, durch das Fundament des sicheren Rahmens getragen zu sein" (Hawellek/von Schlippe 2005, 26).

Auf dieser Grundlage lässt sich der Klient auf neue Perspektiven ein, erlebt seine Kompetenzen und wagt Experimente. Dies führt zu einer Stabilisierung der Ich-Funktion. Zur Sicherstellung der Metastabilität übernimmt die

Pädagogin temporär eine leitende Funktion und ist sich ihrer Verantwortung für die Prozesssteuerung bewusst. Gestaltungsansprüche des Klienten, die zu einer weiteren Eskalation führen, begrenzt sie klar.

Kommunikation

„Sobald ein Mensch zur Welt gekommen ist, ist Kommunikation der einzige und wichtigste Faktor, der bestimmt, welche Art von Beziehungen er mit anderen eingeht und was er in seiner Umwelt erlebt [...] Kommunikation ist der Maßstab, mit dem zwei Menschen gegenseitig den Grad ihres Selbstwerts messen, und sie ist auch das Werkzeug, mit dem dieser Grad für beide geändert werden kann" (Satir 2002, 39).

Für die Begleitung von Veränderungsprozessen ist die bewusste Gestaltung der Kommunikation unerlässlich. Da detaillierte Ausführungen zu den Grundlagen der Kommunikation den Rahmen des Buches sprengen würden, werden im Folgenden drei Aspekte, die für die Steuerung von Prozessen wesentlich sind, dargestellt.

Direktives Vorgehen zum Aufbau eines demokratischen Dialogs

Stierlin (2003) geht davon aus, dass ein demokratischer Dialog das Ziel der Zusammenarbeit ist. Bringt der Klient die Grundvoraussetzungen für das Führen eines demokratischen Dialogs nicht mit, hält er es für erforderlich, dass die Pädagogin durch direktives Vorgehen in Bezogenheit zum Klienten die notwendigen Voraussetzungen schafft. Sind diese Strukturen aufgebaut und werden sie von allen Beteiligten respektiert, kann sie die Kontrolle, die in einem direktiven Vorgehen enthalten ist, vermehrt loslassen. Dadurch entsteht Raum für das Thema des Klienten (Stierlin 2003).

FALLBEISPIEL

Christin – „Ich will nicht!" Und gemacht wird es trotzdem
Christin hat mit ihren 10 Jahren bereits intensiv geübt, sich Anweisungen von Erwachsenen zu widersetzen. Laufen die Dinge nicht so, wie sie es sich vorstellt, tobt sie nicht selten und verweigert einen konstruktiven Dialog. In der vierten Einzelstunde fordert sie mich auf, klar Stellung zu beziehen. Sie weigert sich, zum Putzen des Pferdes feste Schuhe anzuziehen. Meiner Anweisung, die Schuhe zu wechseln, stellt sie sich mit einem klaren, lauten „Ich will nicht, ich mache das nicht" entgegen. Ich melde ihr zurück, dass wir so nicht zum Reiten auf den Platz gehen könnten, um weiter am Galopp zu üben. Wir bräuchten erst eine Vereinbarung, dass sie zum Putzen feste Schuhe tragen müsse. Ohne Schuhe sei das Putzen für ihre Füße zu gefährlich, und ich sei für ihre Sicherheit verantwortlich. Sie baut sich wütend vor mir auf: „Ich ziehe keine Schuhe an!" Darauf erwidere ich ihr: „Ich kann dich nicht zwingen, Schuhe anzuziehen. Auf den Platz gehen wir aber erst, wenn du die Regel befolgst." Christin tobt, schreit und beschimpft mich wütend. „Christin, alles Toben hilft nichts – es bleibt dabei." Dann fängt sie ohne Schuhe mit dem Putzen an. Sie meldet mir zurück, dass das Pferd bald sauber sei und wir reiten könnten. „Das wäre schön, wenn wir mit dem Reiten beginnen könnten. Es geht aber nicht, wir können nicht reiten, du hast keine Schuhe an." Trotzig und tief Luft holend erwidert sie: „Dann zieh ich die blöden Schuhe halt an, aber ich bin stinksauer." „Gut, manchmal muss man Dinge machen, auch wenn es einem stinkt." Christins Wut legt sich nach kurzer Zeit und ein ruhiger Dialog darüber, dass es schon sehr ärgerlich ist, wenn man Dinge machen muss, die man nicht machen will, ist möglich. Sie kann meine Erklärung, dass ich für ihre Sicherheit verantwortlich bin, hören.

Um eine Grundlage für einen demokratischen Dialog zu legen, muss die Pädagogin klar Stellung beziehen. Oftmals ist jedoch zu beobachten, dass sie ihre berechtigten Forderungen im Konjunktiv vorbringt oder „nur" Wünsche äußert. Klienten, die noch wenig soziale Bezogenheit entwickelt und positive Auswirkungen eines aufeinander bezogenen Dialogs selten erlebt haben, finden in wagen Ansagen keine Orientierung. Sie konzentrieren sich vielmehr darauf, ein Schlupfloch zu finden, das es ihnen ermöglicht, der Auseinandersetzung auszuweichen. Sie beginnen, gegen die Beziehung zu arbeiten. Bleibt die Pädagogin dann immer noch bei ihrer weichen, bittenden Formulierung, verstärkt der Klient seine Provokationen.

Dies führt häufig dazu, dass die Pädagogin auf der Ebene des Beziehungsangebots Ablehnung, Ärger und Härte signalisiert. Einladungen in Beziehungen treten hinter das Wiederholen der Bitte oder das Vorbringen von Rechtfertigungen zurück. Und schon widerspricht die verbale Botschaft „Ich bitte dich doch freundlich!" der nonverbalen Botschaft „Du nervst!" Direktive, einen demokratischen Dialog vorbereitende Kommunikation beinhaltet das „Weichbleiben" auf der Beziehungsebene und die unmissverständliche Formulierung der sachbezogenen, berechtigten Forderung. Dieser Rahmen ermöglicht es Christin, nach Abklingen ihrer Wut mit mir über die Situation zu sprechen.

Die direktive Kommunikation zur Vorbereitung eines demokratischen Dialogs wird von einer destruktiven, auf Machtmissbrauch ausgerichteten Kommunikation klar abgegrenzt. Die Grenze wird dann überschritten, wenn die Pädagogin ihre Beobachtungen nicht mehr an der Sache orientiert zurückmeldet, sondern festschreibende Bewertungen vornimmt. Damit ordnet sie die Verhaltensweisen des Klienten in die Kategorien Richtig und Falsch ein, ohne dafür ein sachliches Argument vorzubringen. Sie verweigert die Ebene des Respekts. Rückmeldungen an Christin in Form von Wertungen „Du benimmst dich wie ein kleines, trotziges Kind!" legen keine Grundlage für einen demokratischen Dialog, sondern eröffnen das Thema, wer über wen zu urteilen hat.

Kommunikation zwischen Absicht und Wirkung

Die Pädagogin ist sich bewusst, dass sie mit ihrer Botschaft zwar eine positiv gerichtete Absicht verfolgt, die Entscheidung über die Wirkung jedoch beim Klienten liegt. Vermittelt sie ihre Absicht wertorientiert, transparent und eindeutig, erhöht sich die Wahrscheinlichkeit, dass der Klient ihre Absicht auch wahrnimmt. Eine Kontrolle über die Wirkung ihrer gut gemeinten Botschaft hat sie nicht.

„Wenn wir liebevolle Begleiter für andere Menschen sein wollen, ist es sehr wichtig, dass wir unsere Fragen auf ihre Wirkung hin prüfen. Auch wenn Fragen viel ‚softer' sind als Statements, so verraten sie doch in ihrer Konstruktion und ihrer Abfolge unsere Gedanken, unsere Zielstellung, unsere Haltung" (Kindl-Beilfuß 2011, 16).

Darauf zu vertrauen, dass die Pädagogin in guter Absicht handelt, fällt vielen Klienten zunächst schwer. Sie prüfen die Botschaft hinsichtlich möglicher Angriffe auf ihre Person sehr genau. Ihre bisherigen Dialogerfahrungen nehmen erheblichen Einfluss darauf, wie sie die Botschaft bewerten und welche

Absicht sie ihr zuschreiben. Weicht die Pädagogin in ihrem Kommunikationsverhalten von der oben beschriebenen wertorientierten und beziehungsfördernden Haltung ab, bestätigt sie den Klienten darin, dass der „guten" Absicht nicht zu trauen ist. Auf die Androhung von Strafen oder den Versuch der Manipulation greift die Pädagogin oftmals aus Sorge zurück, dass ihr die Kontrolle über das Geschehen entgleitet. Sie wird hierbei von der durchaus positiven Absicht geleitet, für Sicherheit und Struktur zu sorgen. Diese Absicht entfaltet jedoch durch die Abweichung von einer wertorientierten Kommunikation im Gegenüber nicht die erwünschte Wirkung. Selbst wenn sich der Klient kurzfristig von der Drohung einschüchtern lässt und sich die Situation beruhigt, langfristig sind keine positiven Auswirkungen auf den Aufbau einer vertrauensvollen Beziehung zu erwarten.

FALLBEISPIEL

Christin – „Ich kann dich nicht zwingen, aber auf eine Lösung bestehen"
Aus gutem Grund hat Christin lange Zeit trainiert, hinter der Botschaft des Gegenübers eine negative Absicht zu vermuten. Dieses Muster hat sich so weit automatisiert, dass sie mir nicht mehr zuhört und prüft, ob ich es gut mit ihr meine. Meine Botschaft wertet sie sofort als gegen sie gerichtet. Christin mobilisiert umgehend ihre Verweigerungshaltung. Durch die Rückmeldung, ich könne sie nicht zwingen, Schuhe anzuziehen, erhält sie die Botschaft, dass ich nicht bereit bin, auf Strafen oder Drohungen zurückzugreifen. Christin geht dazu über, durch Provokationen (sie putzt das Pferd ohne Schuhe und beleidigt mich) zu prüfen, ob ich nicht doch strafend oder drohend agiere. Ich gehe davon aus, dass sie mit ihrem Verhalten aufgrund ihrer Lebensgeschichte eine positiv gerichtete Absicht verfolgt. Sie prüft, ob ihr Glaubenssatz „Erwachsene meinen es nicht gut, sie strafen und drohen" Bestätigung findet. Ließe ich ihr diese Bestätigung zukommen, indem ich z. B. damit drohte, das Pferd in den Stall zu stellen, oder ihr Vorwürfe wegen der Beleidigungen machte, würden wir in einen Teufelskreis einsteigen.

Für die Zukunft würde Christin meine Botschaften auf der Grundlage ihres gewohnten Musters „Sie will mich bedrohen und einschränken" entschlüsseln. Es würde immer schwieriger werden, ihr meine positive Absicht zu vermitteln. Handlungsunfähig bin ich ohne den Rückgriff auf Drohungen nicht. Ich zeige eine hohe Bereitschaft, das Geschehen anzuhalten, bis eine Lösung gefunden ist. Dabei stelle ich meine positive Absicht immer wieder in den Vordergrund, auch wenn Christin noch nicht in der Lage ist, darauf zu vertrauen.

Für die Pädagogin ist es nicht einfach, die positiv gerichtete Absicht in der Botschaft des Klienten zu entdecken. Von Beleidigungen, Beschimpfungen und Ablehnungen geht ein starker Impuls aus, von einer negativ gerichteten Absicht auszugehen. Die Pädagogin erlebt die Botschaft als Angriff auf ihre Person. Die Botschaft eines Menschen richtet sich jedoch nie nur am Gegenüber aus, sondern immer auch an seinen Dialogerfahrungen und den eigenen inneren Bedürfnissen. Oftmals zielt die positive Absicht der Botschaft auf den inneren Prozess des Klienten ab und muss somit von der Pädagogin übersetzt werden. Dann wird die positiv gerichtete Absicht erkennbar. Letztendlich braucht die Pädagogin einen inneren Blitzableiter, der die einsetzende negative Wirkung der Botschaft bewusst auf die positiv gerichtete Absicht des Klienten umleitet. Nur so kann sie sich dem Gefühl entgegenstellen, dass die Handlungen des Klienten gegen ihre Person gerichtet sind.

Im Prozess ist ein wichtiger Schritt zur Vorbereitung von Veränderungen gelungen, wenn der Klient signalisiert, dass er die gute Absicht der Pädagogin wahrnimmt. Auf dieser Grundlage wird es ihm leichter fallen, auch kritische Rückmeldungen als positiv gerichtete Botschaften anzunehmen.

Das „Wie" tritt in den Vordergrund

Klienten bringen viele Themen ein, sodass es kaum möglich ist, alle Themen zu bearbeiten. Aus diesem Dilemma findet die Pädagogin gemeinsam mit dem Klienten einen Ausweg, wenn sie in ihrer Kommunikation die Frage „Wie gestaltet der Klient seinen Umgang mit dem Thema?" und nicht die Frage nach dem Inhalt des Themas in den Vordergrund stellt. Themen bieten letztendlich „nur" eine Gelegenheit, sich exemplarisch mit dem eigenen Veränderungsprozess auseinanderzusetzen. Die Thematisierung des „Wie" eröffnet die Metaebene der Reflexion und bildet die Basis für einen Transfer der Erfahrungen von einem Thema auf ein anderes. Zur Veranschaulichung sind hier einige Beispiele aufgeführt:

- Nicht, was nimmt der Klient wahr, sondern, wie organisiert er seine Wahrnehmung? Was blendet er wie aus, was zieht seine Aufmerksamkeit wie an? Wie geht er mit dem Wahrgenommenen um? Wie teilt er seine Wahrnehmung mit mir?
- Nicht, was denkt der Klient, sondern, wie strukturiert er seine Gedanken? Wie hält er an einem Gedanken fest? Wie entwickelt er Gedanken weiter? Wie stoppt er negative Gedanken? Wie lässt er mich an seinen Gedanken teilhaben?

- Nicht, was fühlt der Klient, sondern, wie gibt er seinen Emotionen einen Sinn? Wie öffnet er sich Gefühlen? Wie verschließt er sich? Wie lässt er mich an seinen Gefühlen teilhaben? Wie reguliert er seine Emotionen?
- Nicht, was tut der Klient, sondern, wie wirkt sich sein Tun auf ihn selber und andere aus? Wie entscheidet er sich für eine Verhaltensweise? Wie geht er mit Rückmeldungen zu seinem Verhalten um?
- Nicht, was reflektiert er, sondern, wie reflektiert er? Wie geht er mit Inkonsistenzen im Zusammenspiel seiner Bedürfnisse, Ziele und Auswirkungen um?

Allein durch die wertfreie Rückmeldung von Beobachtungen und die Gestaltung von „neugierigen" Fragen zum Erleben des Klienten können Prozesse gesteuert und Veränderung angeregt werden. Geht die Pädagogin dazu über, „Fakten" in Worte zu fassen, ohne dass der Klient durch eine Reihe von Rückmeldungen und Fragen einen eigenen inneren Prozess der Klärung gehen konnte, verengt sie den Prozess. Dies führt nicht nur dazu, dass sie Gefahr läuft, gegen den inneren Prozess des Klienten zu arbeiten. Dem Klienten wird kein Weg aufgezeigt, Lösungen aus eigener Kraft zu entwickeln.

Ressourcenorientierte Prozesssteuerung

Ein grundlegendes Element für die Steuerung von Prozessen ist die Orientierung an den Ressourcen des Klienten. Die Pädagogin gibt ihren Interventionen eine Richtung, die es dem Klienten ermöglicht, eigene Kompetenzen wahrzunehmen und sich neue Fähigkeiten zu erschließen. Für den Klienten stellt sich unweigerlich die Frage, welche Veränderungen sich einstellen werden, wenn er auf die ihm bewusst gewordenen Kompetenzen zurückgreift. Eine Orientierung an den Ressourcen geht nicht damit einher, die schwierigen Seiten der Realität zu leugnen oder zu bagatellisieren. In Veränderungsprozessen eröffnen sich dem Klienten nicht nur neue Ressourcen. Veränderungen haben immer auch einen Preis und bedeuten Abschied von Gewohntem. Sie gehen mit Ängsten und Unsicherheiten einher, sodass es schwierig ist, ohne Ambivalenzen nach vorne zu streben.

FALLBEISPIEL

Gregor – „Führung konnte ich mal, jetzt geht nichts mehr"

In der Vorstellungsrunde eines Führungskräfteseminars am Pferd erzählt Gregor (64 Jahre), dass er über lange Jahre mit Erfolg Gruppen geleitet habe. Insbesondere die Arbeit mit Kindern und Jugendlichen habe ihm viel Spaß gemacht. Die jungen Leute hätten ihm immer Respekt entgegengebracht. Jetzt sei er alt und habe eine Herzkrankheit, die seine Leistungsfähigkeit stark einschränke und es ihm nicht mehr ermögliche, den notwendigen Respekt für die Führung von Gruppen einzufordern. Hier sei er, weil ihn Pferde faszinierten. Ihm sei aber klar, dass er sich aufgrund seiner körperlichen Erkrankung nur geringfügig aktiv einbringen könne. Wir vereinbaren, dass er zunächst wie alle Teilnehmer mitmacht und wir im engen Kontakt abstimmen, wann es ihm zu viel wird und er Entlastung braucht.

Bei der Auswahl des Pferdes, mit dem er die nächsten drei Tage zusammenarbeiten wird, fällt seine Entscheidung auf den noch jungen, großrahmigen Warmblüter Balou. Balou steht in der Rangordnung der Herde weit oben. Beim ersten Öffnen der Box begleite ich beide eng. Schnell wird deutlich, dass das Pferd sich respektvoll nähert und auf Gregors Signale reagiert. Gregor kommuniziert nonverbal klar und eindeutig, wirkt zentriert, ruhig und konzentriert, obwohl er sich an der Boxenwand anlehnt, um sich körperlich zu stabilisieren. Zunächst lenke ich die Aufmerksamkeit darauf, ob sich beide miteinander wohlfühlen. Gregor meldet zurück, dass er den Eindruck habe, Balou sei wach und neugierig und bringe ihn körperlich nicht in Bedrängnis. Er fühle sich wohl und seine Sorge, nicht zurechtzukommen, nehme ab. Ich melde ihm zurück, dass sich dies wie eine gute Grundlage für die weitere Arbeit anhöre und belasse es bei dieser Andeutung einer positiven Entwicklung. Ich entscheide mich, seine Ressourcen zu diesem frühen Zeitpunkt nicht zu benennen, um ihm Zeit zu lassen, sich auf das Pferd einzustimmen. Ich bin mir sicher, dass er im weiteren Kontakt mit dem Pferd erspüren wird, dass sein defizitorientiertes Bild wenig Bestätigung findet.

Eine frühzeitige Benennung von Ressourcen erzeugt Druck, das defizitorientierte Bild „schnell" verändern zu müssen. Viele Klienten bieten defizitorientierte Beschreibungen ihrer Person an, und es fällt ihnen schwer, den Blick auf die positiven Seiten zu lenken. Führt ein ressourcenorientierter Blick zur Negierung der Schwierigkeiten oder zu einem permanenten Einfordern des nächsten Entwicklungsschritts, werden die Klienten sich der Kooperation dauerhaft nicht öffnen. Prozessgestaltung beinhaltet, das ressourcenorientierte Feedback zu dosieren und exakt zu timen.

FALLBEISPIEL

Gregor – verloren geglaubte Ressourcen wiederentdecken

Bei der Arbeit mit Balou an dem Halfter in der Reithalle vereinbaren wir, dass er das Pferd jederzeit an mich abgeben kann, wenn es ihm zu viel wird. Die erste Aufgabe besteht darin, das Pferd in der Halle zu führen und zu versuchen, sich so abzustimmen, dass das Pferd willig folgt. Gregor geht mit Balou am leicht durchhängenden Strick einige Meter, hält zum Ausruhen an, um dann wieder einige Meter zu gehen. Dies wiederholt sich einige Male. Dann kommt er mit dem Pferd in die Mitte, lehnt sich gegen Balous Schulter und schaut den anderen bei der Arbeit zu. Das Pferd folgt ihm ruhig und reagiert auf jedes Signal sofort. Als Gregor sich gegen die Schulter lehnt, beginnt Balou entspannt zu ruhen. Er fragt mich, woran es liege, dass das Pferd ihm so willig folge. Die anderen Teilnehmer haben deutlich mehr Schwierigkeiten mit ihren Pferden. Es werde daran liegen, dass Balou „träge" sei, stellt Gregor fest. Ein anderer Teilnehmer bittet darum, es einmal mit dem „trägen" Pferd versuchen zu dürfen. Erstaunt registriert Gregor, dass Balou wenig Bereitschaft zeigt zu folgen, nicht sofort anhält und die Ohren leicht drohend zurücklegt.

In der anschließenden Reflexion des Erlebten ergibt sich der Blick auf seine Ressourcen. Die anderen Teilnehmer melden zurück, wie beeindruckend seine Zusammenarbeit mit dem Pferd für sie war. Er habe eine klare, autoritäre, aber auch zugewandte und achtsame Ausstrahlung. Sie hätten beobachtet, dass das Pferd Respekt vor ihm zeige und sich gleichzeitig an seiner Seite wohlfühle. Gregor reagiert erstaunt, er dachte, diese Fähigkeiten mit der Krankheit verloren zu haben. Wir vereinbaren miteinander als Ziel für die nächsten Tage herauszufinden, welche Auswirkungen die Erkrankung auf seine Kompetenzen hat. Von welchen Fähigkeiten muss er sich verabschieden, und welche bleiben ihm sehr wohl erhalten? Er experimentiert am Pferd mit dieser Fragestellung, und es zeichnet sich immer deutlicher ab, dass er die verloren geglaubten Kompetenzen wieder auf der bewussten Ebene verankert. Freude und Stolz zeichnen sich auf seinem Gesicht ab. Die anderen Teilnehmer suchen seine Nähe, um Tipps für das Einwirken auf die Pferde zu erhalten. Die Beteiligung an einer Einheit auf dem Pferd an der Longe lässt sein Gesundheitszustand nicht zu. Hier wird deutlich, von welchem Teil seiner Kompetenzen er Abschied nehmen muss.

Im Abschlussgespräch teilt er mit, dass er sehr erleichtert sei, dass das Pferd ihm geholfen habe, ihm seine so existenziell wichtigen Kompetenzen neu zu eröffnen. Jetzt könne er von der mangelnden körperlichen Leistungsfähigkeit leichter Abschied nehmen. Die Kontakte mit den anderen Gruppenmitgliedern und ihre Fragen nach einem Tipp habe er als große Anerkennung erlebt. Er nähme sich vor, weiter Gruppen zu leiten, aber einen jungen Kollegen zu bitten, ihn als zweite Leitung zu unterstützen, um sich körperlich nicht zu überfordern.

In kleinen Schritten erfahrene Kompetenzen können leichter in das eigene Selbstbild integriert werden als Riesenschritte. Dem Klienten wird die Möglichkeit gegeben, seinen Kompetenzen aus eigener Kraft auf die Spur zu kommen oder diese zu entwickeln. Ist sich die Pädagogin sicher, dass das Pferd dem Klienten Kompetenzen spiegelt, ist es sinnvoll, sich mit einer verbalen Rückmeldung zunächst zurückzuhalten. Die fehlende Bestätigung der defizitorientierten Beschreibung erzeugt Irritationen, die motivieren, das Rätsel aus eigener Kraft zu lösen. Irritation und Motivation stellen sich jedoch nur ein, wenn die Pädagogin bereit ist, Unsicherheiten und Herausforderungen zuzulassen.

Gelingt es dem Klienten vermehrt, im sicher gerahmten Prozess Herausforderungen aus eigener Kraft zu bewältigen, verankert er auf der übergeordneten Ebene die Kompetenz, Veränderungsprozesse selbstständig angehen zu können. Trifft er auf das nächste „Problem", kann er auf Kompetenzen für das Finden einer Lösung zurückgreifen und erlangt somit ein immer höheres Maß an Unabhängigkeit vom Helfersystem.

Einbindung des Pferdes

Bevor ich im nächsten Kapitel die Wirkfaktoren des Pferdes beschreibe, stellt sich die Frage, welche Aufgaben die Pädagogin übernimmt, damit das Pferd im pädagogischen Kontext seine Wirkung entfaltet. Einige Faktoren, die in erster Linie den partnerschaftlichen Umgang zwischen Pädagogin und Pferd sicherstellen und Gefahren minimieren, wurden bereits beleuchtet:

- eine artgerechte Haltung und ein artgerechter Umgang
- eine fundierte Ausbildung des Pferdes
- eine vertrauensvolle, stabile Beziehung zwischen Pädagogin und Pferd auf der Grundlage des Respekts und der Rangordnung

Um Klienten im Veränderungsprozess zu unterstützen, trägt die Pädagogin für weitere Aufgaben Verantwortung.

Das Pferd erfährt Raum im Prozessgeschehen

Lenkt die Pädagogin die Aufmerksamkeit beharrlich auf das Geschehen am Pferd, erhöht sich seine Bedeutung für den Prozess. Entscheidet sie sich jedoch beispielsweise im Setting des Voltigierens, den Fokus auf die Übungsausführung zu legen, ohne das Verhalten des Pferdes einzubeziehen, fungiert das Pferd überwiegend als Turngerät. Ist das Pferd zudem noch eng ausgebunden, verfügt es über wenig Bewegungsfreiheit und wird sich im Rücken verspannen. Dadurch wird der nonverbale Dialog mit dem Klienten erheblich gestört. Die wertvollen Ressourcen des Pferdes für das Prozessgeschehen werden nicht ausgeschöpft.

FALLBEISPIEL

Jan – Abstimmungsprozesse mit dem Pferd
Jan (7 Jahre) beschäftigt sich im Rahmen einer Voltigiergruppe seit einigen Stunden mit dem Sitzen im Galopp. Er stellt fest, dass ihm dies sicher gelingt und nimmt sich als nächstes Ziel das Knien im Galopp vor. Bei seinen ersten Versuchen gerät er mit den Beinen in die Flanke des Pferdes, das daraufhin sein Tempo erhöht. Jan meldet zurück, dass es wackelig und zu schnell sei. Ich teile ihm meine Beobachtung mit und erkläre ihm die Reaktion des Pferdes. Am Ende des Gesprächs willigt Jan ein, das Knien in kleinen Schritten zu üben. Zwischenschritte und Fragen, die uns in den nächsten Stunden begleiten, sind:

- Knien im Schritt: An welcher Stelle auf dem Pferderücken finden seine Beine sicheren Halt? Welche Bewegungen muss er üben, um die Beine dort sicher zu platzieren? Wie reagiert das Pferd, wenn er seine Beine an unterschiedliche Stellen bewegt? Woran merkt er, dass er das Pferd stört?
- Knien im Trab: Welche Tempoabstimmung braucht er mit dem Pferd und mir, um Sicherheit zu finden? Woran merkt er, dass wir das Tempo gefunden haben und er mit dem Üben beginnen kann? Wie kann er verhindern, dass seine Beine nach hinten wegfliegen? Wie viel Kraft braucht er, um die Beine auf den Pferderücken zu drücken? Wie weit kann er seine Beine zurückschieben, ohne das Pferd zu stören? Woran merkt er, dass das Pferd

zufrieden weitergeht oder sich gestört fühlt? Wann brauchen beide eine Erholungspause?

- Sitzen im Galopp: Welche Tempoabstimmung braucht er mit mir und dem Pferd, um Sicherheit zu finden? Woran merkt er, dass wir das Tempo gefunden haben? Wie kann er sich gut festhalten, wenn das Pferd schneller wird? Was können wir tun, um das Pferd wieder zu „bremsen"? Kann er seinen Po zu beiden Seiten schieben und wieder in die Mitte holen? Wann wird es zu wackelig, wann fühlt er sich sicher? Kann er den Po nach hinten schieben und sich dann mit den Armen wieder nach vorne ziehen? Wie reagiert das Pferd, wenn er seinen Po hin- und herbewegt?
- Knien im Galopp: Wann ist er mit dem Pferd und mir gut abgestimmt, um die Übung zu versuchen? Woran merkt er, dass seine Beine zu weit nach hinten geraten? Wie stark müssen die Arme und die Bauchmuskeln arbeiten, damit die Beine vorne bleiben? Woran merkt er, dass das Pferd sich gestört fühlt und es besser ist, sich wieder zu setzen?

Es empfiehlt sich für die Pädagogin, die Rückmeldungen des Pferdes in ihre Interventionen einzubinden und die Auswirkungen des Verhaltens im Wechselspiel zwischen Klient und Pferd zu beleuchten. Da sie ebenfalls auf das Pferd einwirkt und damit Einfluss auf den Prozess zwischen Klient und Pferd nimmt, erweitert sie den Blick auf das Geschehen in der Triade. Das Erleben im Kontakt mit dem Pferd kann sie intensivieren, indem sie den Klienten einlädt, seine Wahrnehmung detailliert zu beschreiben, Gefühlen nachzuspüren, Gedanken zu präzisieren oder mit Bewegungen zu experimentieren. Dafür ist es hilfreich, das nonverbale Geschehen und die Rückmeldungen des Pferdes verbal zu begleiten. Die Verbalisierung sollte dabei nicht so viel Raum einnehmen, dass sie die nonverbale Kommunikation überlagert und so die Aufmerksamkeit vom Pferd weg lenkt. Verbalisiert die Pädagogin jedoch in einem zu geringen Maße, fehlen Impulse zur „Verfeinerung" des Erlebens und zur Reflexion. Ist die Pädagogin aus anderen Arbeitskontexten gewohnt, im Rahmen eines Zweierkontakts Dialoge zu gestalten, muss sie lernen, sich zurückzunehmen, dem Pferd Raum zu geben und sich auf Phasen der reinen Beobachtung einzulassen.

Moderation der Kommunikation zwischen Klient und Pferd

Klienten beobachten genau, wie die Pädagogin dem Pferd Raum einräumt und mit welcher Haltung sie ihm begegnet. Sie schließen daraus, welche Regeln es für die Beziehungsgestaltung gibt und in welchen ihrer Muster sie bestätigt oder irritiert werden könnten. Die Pädagogin bietet im Kontakt mit dem Pferd ein Modell für die Gestaltung der nonverbalen Kommunikation an. Neben dieser Vorbildfunktion übernimmt sie eine moderierende Aufgabe hinsichtlich der Interaktionen zwischen Klient und Pferd. Durch verbale Erklärungen unterstützt sie den Zugang des Klienten zum Pferd und seinen Verhaltensweisen. Neben der im Vordergrund stehenden Rückmeldung von Kompetenzen in der Beziehungsgestaltung zum Pferd meldet sie auftretende Störungen zurück. Damit bietet sie dem Klienten eine dem Pferd fremde Ebene an, um Fähigkeiten zu verankern und Lösungen zu suchen. Diese verbale Ergänzung ist für den menschlichen Entwicklungsprozess von grundlegender Bedeutung. Als roter Faden für die Rückmeldung dienen grundlegende Fragen:

- Basiert die Beziehung zwischen Klient und Pferd auf Respekt und gegenseitiger Achtung?
- Wie eindeutig und klar ist der Klient in seiner nonverbalen Kommunikation?
- Wie präsent ist der Klient im Kontakt mit dem Pferd?
- Wird eine klare Position in der Rangordnung eingenommen?
- Berücksichtigt der Klient in seinen Handlungen die Rückmeldungen des Pferdes?

Neben der moderierenden Funktion übernimmt die Pädagogin häufig eine kompensierende Funktion, um den Klienten vor einer Überforderung zu schützen. Diese schützende Funktion darf nicht verwechselt werden mit der Vermeidung von Herausforderungen. Pferde fordern vom Menschen für das Zeigen kooperativen Verhaltens die Einnahme einer eindeutig höheren Position in der Rangordnung ein. Nicht alle Klienten sind aufgrund ihres Alters oder ihrer körperlichen oder psychischen Verfassung in der Lage, dies zu leisten. Dann kompensiert die Pädagogin die noch fehlenden Kompetenzen und übernimmt die Sicherstellung der Rangordnung. Für kleine Kinder eignet sich insbesondere das Setting des Voltigierens. Das Pferd steht im direkten Kontakt mit der Pädagogin und erfährt unabhängig vom Verhalten des Kindes eine klare Orientierung in der Rangordnung. Führübungen erfordern ein hohes Maß an Fähigkeiten, die Rangordnung zu klären. Viele Klienten sind damit zunächst überfordert und benötigen für ihre Entwicklung einen Rahmen, in dem sie einen Teil der Verantwortung für das Pferd an die Pädagogin abgeben können.

Transfer der Erfahrungen am Pferd in den Alltag des Klienten

Die Fokussierung auf das aktuelle Geschehen und das In-Gang-Setzen von Rückkopplungsprozessen reichen für die Unterstützung eines Veränderungsprozesses nicht aus. Da sich am Pferd eine Fülle von Themen ergeben, kann die Pädagogin die Komplexität reduzieren, indem sie den Klienten einlädt, die Aufmerksamkeit auf ein Thema (eine Wahrnehmung, ein Gefühl, einen Gedanken, eine Bewegung) zu lenken, das im Zusammenhang mit seinem Anliegen steht. Neben der Reflexion der Interaktionen zwischen Klient und Pferd sowie der Überprüfung der Auswirkungen im konkreten Geschehen lenkt die Pädagogin den Blick immer wieder auf die Frage, welche Auswirkungen die gemachten Erfahrungen auf das Alltagsleben des Klienten haben. Auf der Metaebene gestaltet sie so einen Rückkopplungsprozess mit der Lebensgeschichte und dem sozialen Kontext.

Die Erfahrung zeigt, dass es sinnvoll sein kann, diese beiden Ebenen durch die Settinggestaltung voneinander abzugrenzen. Der Klient nimmt sich am Pferd Raum für das aktuelle Erleben und Experimentieren. Im Rahmen eines Gesprächs im Praxisraum kann er den Transfer der Erfahrungen in seinen Alltag beleuchten. Gerade im Bereich des Führungskräftetrainings mit Pferden fehlt dieser Transfer häufig, sodass das Geschehen am Pferd buchstäblich in der Luft hängt. Das Führen von Pferden wird ausgiebig geübt in der Annahme, dadurch automatisch Fähigkeiten im Führen von Menschen zu entwickeln. Um wirklich einen Effekt auf den beruflichen Alltag sicherzustellen, bedarf es der Berücksichtigung des Kontextes und des aktiven Transfers neuer Fähigkeiten sowie der Beleuchtung von Auswirkungen.

ZUSAMMENFASSUNG

Die Rollenverantwortung der Pädagogin und die damit verbundenen Aufgaben sind komplex und vielfältig. Zentrale Aspekte sind:

- Die Pädagogin ergreift aktiv Maßnahmen der Selbstfürsorge. Sie nimmt Anforderungen realistisch in den Blick, sorgt für eine angemessene Regulierung von Nähe und Distanz zum Pferd und zu den Klienten und verantwortet die Gestaltung des Rahmens.
- Die Pädagogin setzt sich kontinuierlich, achtsam und wertschätzend mit der Entwicklung eines eigenen Stils auseinander. Sie setzt sich selber Ziele, holt sich Unterstützung in der Supervision, registriert gelungene Interventionen, verankert ihre Kompetenzen und begründet ihre Arbeitsweise auf einer fachlichen Grundlage.
- Die Pädagogin fühlt sich in das System der Klienten ein, wahrt gleichzeitig innerlich Distanz und reguliert ihr Engagement. Sie ist in der Lage, sich in komplexen Systemen zu orientieren und aktiv auf die Systemdynamik Einfluss zu nehmen.
- Beziehung basiert für die Pädagogin auf Respekt, Wertschätzung sowie der gemeinsam getragenen Verantwortung, die sich aus der jeweiligen Rolle ergibt. Sie richtet ihre Interventionen am Thema der Klienten oder an Störungen im Beziehungsgeschehen aus und begründet diese sachlich. Die Pädagogin verzichtet auf Gewalt, Manipulation, Erpressung und auf Interventionen, die auf den Aufbau von Abhängigkeiten abzielen. Sie stellt eigene Gefühle, Gedanken und Handlungen an der Sache orientiert zur Verfügung und nutzt Gesten der Einladung in Beziehung.
- Durch die Einnahme einer präsenten Haltung baut die Pädagogin eine natürliche Autorität auf, die dem Klienten eine wertorientierte Rahmung für Veränderungsprozesse anbietet. Sie stellt ihre Rollenverantwortung nicht zur Diskussion, bleibt an Themen beharrlich dran und organisiert sich in schwierigen Situationen Unterstützung.
- Die Pädagogin und das Pferd sind grundsätzlich stabiler als die Klienten und sichern so eine stabile emotionale Rahmung für instabile Systeme. In Krisensituationen übernimmt sie eine temporär leitende Funktion für die Gestaltung des Prozesses.
- Durch direktives Vorgehen in Bezogenheit zum Klienten legt die Pädagogin die Grundlagen für einen demokratischen Dialog. Die darin enthalte-

ne Kontrolle lässt sie los, sobald der Klient eine Bezogenheit im Dialog anbietet, und eröffnet so Raum für das Thema des Klienten.

- Sie richtet ihre Botschaft an einer positiven Absicht aus und weiß, dass sie keine Kontrolle über die Wirkung ihrer Botschaft hat.
- Themen des Klienten sind für die Pädagogin exemplarische Gelegenheiten, den Klienten zu unterstützen, sich mit Veränderung auseinanderzusetzen. Damit der Klient Lösungen aus eigener Kraft entwickelt, steuert die Pädagogin den Prozess überwiegend durch die Rückmeldung von Beobachtungen und Fragen zum Erleben des Klienten. Sie fokussiert gut getimt auf die Ressourcen des Klienten, ohne dabei die Schwierigkeiten oder Lebensrealität des Klienten zu bagatellisieren.
- Die Pädagogin stellt das Pferd in den Mittelpunkt des Prozessgeschehens und intensiviert durch ihre Interventionen und die Moderation das Erleben des Klienten in der Beziehung zum Pferd. Sie schützt den Klienten vor einer Überforderung am Pferd und leistet kompensatorische Unterstützung. Der Transfer der Erfahrungen am Pferd in den Alltag des Klienten und die Prüfung der Auswirkungen sind zentrale Bausteine ihrer Begleitung.

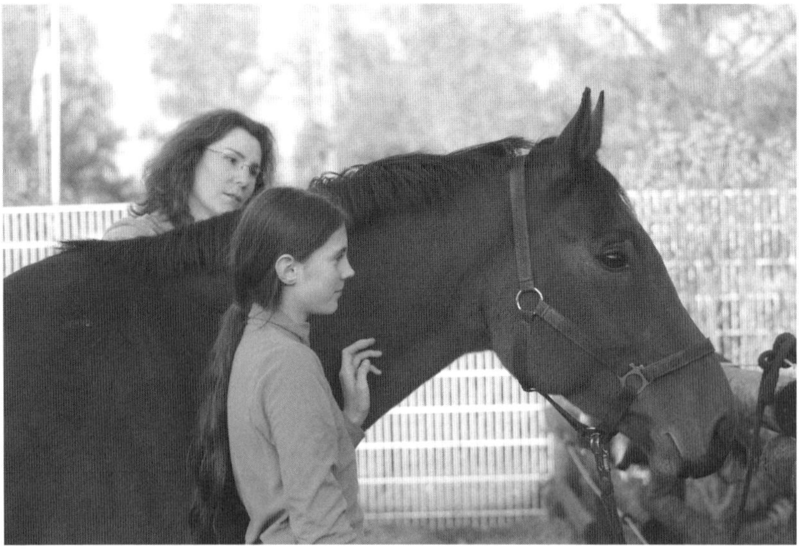

5 Die Rolle des Pferdes

Erkenntnisse über die artspezifischen Eigenschaften von Pferden sowie die Konzepte der Biophilie (im Menschen angelegte emotionale Affinität zu anderen lebenden Organismen) und die Du-Evidenz (Menschen erleben mit höher entwickelten Tieren ähnliche Beziehungen wie Menschen unter sich) leisten einen wichtigen Beitrag für das Verständnis des Wirkspektrums des Pferdes in pädagogischen Kontexten. Bezogen auf die bereits dargestellten Grundlagen stellt sich die Frage, an welche Gemeinsamkeiten und Unterschiede in der Lebensorganisation von Menschen und Pferden mit pferdegestützten Interventionen angeknüpft wird.

Literaturtipp

Detaillierte Ausführungen dieser Erkenntnisse und der sich daraus ergebenden Konsequenzen für die Mensch-Pferd-Beziehung würden den Rahmen des Buches sprengen. Ausführliche Darstellungen zum Thema Mensch-Tier-Beziehung finden sich bei: Olbrich/Otterstedt 2003; Prothmann 2008; Bley 2002; Tembrock 2002; Brockmann 2002.

Das Pferd als Interaktionspartner

„Wir ‚missverstehen' das Tier, wenn wir bei ihm nach unserer eigenen, menschlichen Weise der Wahrnehmung, des Erlebens bzw. der Informationsverarbeitung suchen. Selbst in Bezug auf unsere Sinneseindrücke leben wir in ganz verschiedenen Welten, haben sich doch auch diese in Anpassung an die evolutiven Anforderungen der jeweiligen Spezies entwickelt […] Wollen wir also das Tier weder als Blackbox oder Reflexmaschine noch als menschliche Seele im tierischen Kleid ansehen, dann sollten wir versuchen, es als das ganz andere Wesen zu erkennen und zu begreifen" (Bley 2002, 19).

Die Bereitschaft der Pädagogin, ihre Einstellung zum Pferd beständig zu reflektieren, ist Voraussetzung dafür, dass das Pferd seine Wirkung entfaltet. Soll das Pferd als Interaktionspartner fungieren, darf in der Ausbildung des Pferdes nicht das reine „Funktionieren" im Mittelpunkt stehen. Erst der Erhalt artspezifischer Verhaltensweisen und die Ausbildung eines individuellen Charakters machen das Pferd zu einem lebendigen, präsenten Gegenüber.

Pocai (2002) beschreibt, dass Pferde neben dem Gehorsam auch einen Freiraum benötigen, um Aufgaben oder das Folgen „intelligent" verweigern zu dürfen. Daneben hat die Pädagogin zu berücksichtigen, dass das Pferd in seiner Leistungsfähigkeit durch die Einwirkung der Klienten erheblich beeinflusst wird. Schiefes Sitzen, fehlendes Mitschwingen in der Bewegung, der zu starke Zug am Zügel, unklare Botschaften oder eine hohe emotionale Anspannung des Klienten wirken sich auf das körperliche und psychische Wohlbefinden des Pferdes aus. Die Pädagogin arbeitet diese Einflüsse in der Korrekturarbeit mit dem Pferd auf, damit sich keine körperlichen Erkrankungen oder Auffälligkeiten im Verhalten des Pferdes entwickeln.

Damit pferdespezifische Eigenschaften im pädagogischen Kontext Sinn entfalten, dürfen menschliche Eigenschaften wie Trauer, Wut oder Freude nicht unreflektiert auf das Pferd übertragen werden. Die Pädagogin sollte in ihrer Sprache darauf achten, dass sie das Pferdeverhalten nicht vermenschlicht. So ist der oftmals verwendete Begriff des Therapiepferdes oder des Pferdes als Co-therapeut irreführend und unangemessen. Pferde verfolgen mit ihrem Verhalten keine zielorientierte pädagogische oder therapeutische Intention. Sie richten ihr Verhalten an der Erfüllung ihrer Grundbedürfnisse nach Sicherheit, Nahrungs- und Wasseraufnahme, Bewegung, Fortpflanzung, sozialen Kontakten und der Herstellung einer Rangordnung aus. Erwartungen an Verhaltensweisen, die aufgrund eines Wertesystems entstehen, oder von Wünschen überlagerte Bedürfnisse spielen in ihrer Lebensorganisation so gut wie keine Rolle. Der Nutzung als „Therapiepferd" stimmen sie nicht willentlich zu. Sie sind jedoch sehr wohl bereit, auf der Grundlage eines artgerechten Umgangs mit dem Menschen neugierig, vertrauensvoll und leistungsbereit zu kooperieren.

Pferde nehmen die Rolle eines Interaktionspartners ein, der den Fokus der Aufmerksamkeit auf Grundlegendes lenkt. Sie bieten eine Form der Begegnung an, die in der Interaktion zwischen Menschen in einer so „schlichten und dennoch impulsreichen" Form nur schwer herzustellen ist. Im Freiraum der individuellen Begegnung zwischen Pferd und Klient entstehen Themen, Emotionen, Gedanken und Verhaltensbereitschaften, die im pädagogischen Prozess Relevanz entwickeln. Scheidhacker führt hierzu aus:

„Ich habe von meinen Patienten gelernt, dass man ein Pferd von sehr unterschiedlichen Standpunkten aus sehen und erleben kann, und dass dieses Erleben immer mit der aktuellen Begegnung, der möglichen Beziehungsfähigkeit und -gestaltung, den Projektionen auf das Pferd und den Identifikationen mit Eigenschaften des Pferdes und mit der Fähigkeit zur Symbolisierung in Zusammenhang steht" (2010, 143).

Literaturtipp

Aus der Vielzahl an Veröffentlichungen über die Ausbildung von Pferden sind speziell für den Einsatz von Pferden in pädagogischen Kontexten zu empfehlen: Pauel 2005, 158ff; Rosemann 2006; Kröger 2005, 52ff; Jenzer 2009; Pocai 2002; Lehmann 2009; Meyners et al. 2011.

Pferde organisieren sich durch den Aufbau von Mustern

Das Gehirn des Pferdes ähnelt im Aufbau und in seiner Funktion dem des Menschen. Generell ist sowohl der Organismus des Menschen als auch der des Pferdes darauf ausgerichtet, Erfahrungen so zu verarbeiten, dass das Überleben gesichert wird und eine innere Beruhigung und harmonische Abstimmung eintritt (Bley 2002). Die Regionen des limbischen Systems und des Kortex sind jedoch weniger differenziert entwickelt, sodass die kognitiven und emotionalen Fähigkeiten des Pferdes sehr viel begrenzter sind als die des Menschen. Pferde organisieren sich weniger über Konstrukte auf der Ebene des Bewusstseins als viel mehr über Instinkte und erlernte einfache Verhaltensabläufe. Dabei verfügen sie über eine gute Gedächtnisleistung und zeigen laut Bley (2002) Formen von intrinsischer Motivation.

Die Ausbildung von Pferden basiert auf dem Ziel, einen spezifischen Reiz mit einer Verhaltensbereitschaft zu koppeln. In der Interaktion zwischen der Pädagogin und dem Pferd sowie zwischen dem Klienten und dem Pferd entwickeln sich Interaktionsmuster, die immer automatisierter ablaufen. Ähnlich wie Menschen bahnen Pferde Verhaltensweisen, die positive Auswirkungen auf die Erfüllung ihrer Grundbedürfnisse haben und die häufig abgerufen werden, besonders intensiv. Je eindeutiger der Mensch kommuniziert und je konsequenter er die artspezifischen Eigenschaften berücksichtigt, desto größer wird die Bereitschaft des Pferdes sein, kooperativ zu reagieren. Missbraucht der Mensch seine Macht oder kommuniziert er nicht eindeutig, wird das Pferd sich in der Zusammenarbeit zunehmend widersetzen, eigene Wege gehen oder die Orientierung verlieren.

Pferde sind in der Lage, einmal entwickelte Muster umzubauen, zu ergänzen oder je nach Kontext unterschiedliche Muster abzurufen. Sie verfügen über vielfältige Verhaltensoptionen und sind in ihren Reaktionen nicht starr, sondern durchaus flexibel. Bei in sich gefestigten Pferden ermöglicht dies die Schulung einer Balance zwischen Gehorsam und eigenständiger Aufgabenbewältigung. Beispielsweise ist es vielen Klienten aufgrund einer kognitiven oder motorischen Einschränkung nicht möglich, die Hilfengebung zum Angaloppieren „korrekt" auszuführen. Sie entwickeln in der Interaktion mit dem Pferd auf ihren Beziehungskontext abgestimmte, individuelle Muster für das Angaloppieren, die zuverlässig abgerufen werden können.

Nonverbaler Dialog

„Die Kommunikation zwischen zwei Lebewesen, bei denen eine gedanklich geordnete Weitergabe von Sachinhalten nicht wechselseitig möglich ist, ist weitgehend auf den Beziehungsaspekt verwiesen" (Vernooij/Schneider 2008, 17).

In den ersten Lebensmonaten lernen Kinder im Kontakt mit ihren Bezugspersonen, dass Tonlagen, Gesichtsausdrücke, Körperausdrücke und -bewegungen, Berührungen sowie der Wechsel von Nähe und Distanz eine Bedeutung haben. Sie entschlüsseln die Informationen immer sicherer, ohne dafür eine verbale Erklärung zu benötigen. Der Kortex steht erst am Beginn seiner Ausreifung, sodass der Lernprozess der nonverbalen Kommunikation nur geringfügig von der Ebene des Bewusstseins begleitet wird. Beantworten die Bezugspersonen die Signale des Kindes angemessen, lernt das Kind, dass seine Signale von Bedeutung sind. Die Erfahrung, durch Körpersprache und Mimik Einfluss nehmen zu können, legt die Basis für das Selbstwirksamkeitserleben. Die nonverbale Kommunikation bleibt zeitlebens für die Regulation emotionaler Befindlichkeiten und den Austausch von Beziehungsinformationen grundlegend.

„Erst durch nonverbale Signale machen wir dem Gegenüber ob gewollt oder ungewollt klar, wie eine verbal vermittelte Information zu verstehen ist. Wir regulieren über nonverbale Kommunikation Beziehungen und klären unsere Positionen" (Prothmann 2008, 38).

Anders als die verbale Kommunikation hat die nonverbale Kommunikation weder einen Anfang noch ein Ende. Sie bildet die Hintergrundmusik, die alle Interaktionspartner mithören, einordnen und interpretieren, um sich aufeinander einzustellen. Störungen in der Kommunikation treten auf, wenn sich die Informationen der nonverbalen und verbalen Ebene widersprechen.

FALLBEISPIEL

Daniel – Diskrepanz zwischen Körperausdruck und verbaler Botschaft
Daniel beschreibt sein Gefühl als Wut. Sein Körperausdruck signalisiert mir jedoch, dass er Angst hat. Damit kein Machtkampf über die „richtige" Bezeichnung seines emotionalen Zustands einer Lösungssuche entgegenwirkt, thematisiere ich den Widerspruch zu diesem Zeitpunkt nicht. Die nonverbale Abstimmung steht für mich im Vordergrund. Samson reagiert ebenfalls eindeutig auf Daniels Körpersprache und lässt sich durch die Diskrepanz nicht verunsichern. Daniels verbal benannte Wut kommt nonverbal beim Pferd nicht an. Samson verbindet mit Daniels Verhalten keinen Angriff und zeigt keinerlei Tendenzen, sich der Situation zu entziehen. Wohl aber folgt das Pferd meiner Aufforderung, Daniel langsam im Schritt zu tragen, vertrauensvoll. Daniel erfährt so auf der unbewussten Ebene Unterstützung im Umgang mit seiner Angst.

Oftmals ist zu beobachten, dass ein Austausch über Sprache erst konfliktfrei möglich ist, wenn sich auf der nonverbalen Ebene gelingende Dialoge entwickelt haben. Pferde verfügen ausschließlich über einen nonverbalen Kommunikationskanal. Widersprüche zwischen nonverbaler und verbaler Kommunikation, wie sie zwischen Menschen auftreten, sind ausgeschlossen. Kröger führt hierzu aus:

„Das größte Repertoire für die Verständigung mit seinen Artgenossen und ebenso mit den Menschen steckt in den Bewegungen mit dem ganzen Körper oder mit verschiedenen Körperteilen. Ich will sagen: Das Pferd verfügt über eine eindeutige und klare Körpersprache. Je eindeutiger und klarer der Mensch im Umgang mit dem Pferd seinen Körper sprechen lässt, und auch die ‚Sprache' des Pferdes verstehen lernt, desto vertrauensvoller können beide sich in einen Dialog einlassen" (2005, 57).

In der Interaktion mit dem Pferd wird dem Klienten ein aus der frühen Kindheit kommender Interaktionsrahmen der Eindeutigkeit und Unmittelbarkeit angeboten. Der Klient wird in der Zusammenarbeit mit dem Pferd auf die nonverbale Kommunikationsebene zurückgeworfen. Das Pferd kann für die Lösungssuche bei Störungen in der Zusammenarbeit nicht auf übergeordnete Fähigkeiten wie Reflexion, Handlungsplanung, Erklärungs- und Wertemodelle sowie Sprache zurückgreifen. Pferde diskutieren nicht über „richtige und falsche" Sachinhalte und berücksichtigen keine Diagnosen oder Ereignisse aus der Vergangenheit des Klienten. Sie lassen sich nicht durch Versprechungen oder Entschuldigungen zu einer Verhaltensänderung bewegen.

Voraussetzung für eine Rückkehr zu einer gelingenden Interaktion bleiben klare, vertraute nonverbale Signale, die an die Verhaltensbereitschaft der Pferde anknüpfen, die Rangordnung stabilisieren und in die Kooperation einladen. Der Klient wird dadurch aufgefordert, sich bewusst mit seinem im Alltag zumeist unbewusst ablaufenden nonverbalen Kommunikationsverhalten auseinanderzusetzen. Ihm eröffnet sich die Chance, die eigene Wahrnehmung für nonverbale Interaktionsmuster zu schärfen und Inkongruenzen zwischen der verbalen und nonverbalen Ebene aufzulösen.

Obwohl Pferde kongruent kommunizieren, ist es für den Klienten nicht einfach, die Signale des Pferdes sinngebend zu deuten und zu beantworten. Pferde passen ihre nonverbalen Signale ständig dem Kontext an, zeigen ein breites Aktions- und Reaktionsspektrum und verändern ihr Ausdrucksverhalten oft in Sekundenschnelle. Dies führt zu einer enormen Impulsdichte, die der Klient verarbeiten und beantworten muss. Die dadurch entstehende Irritation kann fest gebahnte, oftmals zum Problem gewordene nonverbale Verhaltensmuster aktivieren oder den Rückgriff auf Kompensationsstrategien verhindern.

FALLBEISPIEL

Frau G. – Unterbrechen des Rückgriffs auf Kompensationsstrategien
Frau G. meldet mir zurück, dass sie keine Lust mehr auf all die Anforderungen von außen und die Rückfälle in die Psychose hat. Sie entscheidet sich, bei jeder Anforderung erschöpft zu sein. Beim Rückweg mit dem Pferd vergisst sie, darauf zu achten. Es ist so schön, mit dem großen, stolzen Pferd mitzugehen.
Das Pferd hat keine Informationen darüber, dass die Klientin eigentlich nur mühsam laufen kann. Es richtet sein Verhalten ausschließlich an den nonverbalen Signalen aus und daran, dass das Futter im Stall wartet. Im Kontakt mit Grisu wird die Klientin mit ungewohnten und ursprünglichen Impulsen konfrontiert.

Sie „vergisst", auf ihre Kompensationsstrategien zurückzugreifen, und lässt sich von der angenehmen Erfahrung, die vielleicht an eine ganz frühe Erfahrung anknüpft, mitnehmen. Sie signalisiert dem Pferd nicht, dass es langsam machen muss, und gibt das Pferd auch nicht an mich ab. Frau G. genießt die „Ausnahme von ihrer Regel" zunehmend. Damit sie die nonverbalen Impulse in der Interaktion mit Grisu nutzen kann, überlagere ich den nonverbalen Prozess nicht mit verbalen Erklärungen. Erst als sich die für sie neue Erfahrung verankert hat, führe ich die verbale Ebene durch mein Nachfragen ein.

Auf der nonverbalen Ebene können sich Absicht und Wirkung ebenso wie auf der verbalen Ebene unterscheiden. Die Signale, die der Klient dem Pferd sendet, verfolgen eine Absicht. Das Pferd jedoch entscheidet über die Wirkung der Signale. Neben der Verständlichkeit der Signale ist es daher notwendig, über lange Zeit zuverlässig und konstant in der Signalgebung zu bleiben (Kröger 2005). Außerdem entnimmt das Pferd jedem Signal Informationen über die Position des Interaktionspartners in der Rangordnung. Kröger führt hierzu aus:

„Befindet sich ein Pferd mit dem ‚Leittier' Mensch in einer partnerschaftsgerechten, störungsfreien Kommunikation, gibt es bei den kooperativ zu leistenden Aufgaben keine Zugeständnisse hinsichtlich der Kompetenzen des Rangniedrigeren und hinsichtlich des Dominanzmissbrauchs des Ranghöheren" (2005, 63).

Die unerlässliche Einnahme der ranghöheren Position durch den Menschen muss auf Präsenz und einer eindeutigen nonverbalen Kommunikation begründet sein. Sie basiert keinesfalls auf der Anwendung von Gewalt.

Der Bewegungsdialog

Eine besondere Form der nonverbalen Kommunikation stellt der Bewegungsdialog auf dem Pferd dar. Auf der Basis des Körperkontakts und des Getragenwerdens entsteht ein erstes sensomotorisches Wechselspiel zwischen Kind und Bezugsperson, das die Fähigkeiten, Dialoge zu gestalten und angemessenes Verhalten miteinander auszuhandeln, anbahnt. Klüwer (2005) knüpft an die nonverbale Beziehungsgestaltung zwischen den Eltern und ihrem Kind an, wenn er dem Pferd eine haltende, tragende, körpernahe, antwortende und somit nonverbal dialoggestaltende Funktion zuschreibt.

Das Pferd bietet Formen der direkten körperlichen Nähe, Möglichkeiten zur Berührung sowie eine Tragkraft an, die der Pädagogin aufgrund körperlicher Voraussetzungen sowie ethischer Grenzen nur begrenzt zur Verfügung stehen. Es verfolgt mit Berührungen nicht das Ziel der Manipulation oder der bewussten Schädigung des Gegenübers zur eigenen Machtentfaltung. Nicht alle Angebote des Körperkontakts zwischen Menschen basieren auf Achtung und dem Respektieren der Grenzen des Gegenübers. Pferde setzen ihren Körper ein, um die Rangordnung zu klären, eine soziale Antwort zu geben und ihre Bedürfnisbefriedigung sicherzustellen. Dennoch kann der direkte Kontakt mit einem Pferd für Klienten eine verunsichernde und Angst auslösende Erfahrung darstellen. Der Klient erlebt die Überschreitung seiner Grenzen durch das Pferd auch durch die unterstützenden Erklärungen der Pädagogin in der Regel jedoch nicht als übergriffig oder als den Akt einer bewussten Schädigung.

Die dreidimensionale Bewegung des Pferdes vermittelt dem Klienten vielfältige Bewegungs- und Körpererfahrungen und unterstützt die Ausbildung des Körperschemas. Auf dem Pferd ist die menschliche Entwicklung vom Liegen über das Sitzen und Knien zum Stehen nachvollziehbar. Die Bewegungsentfaltung wird von Motivation, Lust, Frustration und Angsterleben begleitet. Durch die hohe Aktivierung des Stammhirns bietet die Bewegungserfahrung auf dem Pferd darüber hinaus eine Unterstützung in der Regulation des Aufmerksamkeitsniveaus an.

Der von Klüwer beschriebene Bewegungsdialog basiert auf der Fähigkeit des Pferdes, in Form von antwortendem Verhalten auf innere und äußere Bewegungen des Menschen Bezug zu nehmen (Biofeedback). Das Pferd steht dem Klienten als körpernaher Interaktionspartner für das Erproben der nonverbalen Dialogführung sowie der Ausbalancierung von Beziehungen zur Verfügung. Schulz schreibt hierzu:

> „So knüpft der Bewegungsdialog auf dem Pferd an ein Schlüsselprinzip früher nonverbaler Kommunikation an und wird damit zum beziehungsstiftenden Element schlechthin" (2005, 23).

Anhand des Fallbeispiels wird deutlich, welche Auswirkungen der Bewegungsdialog auf die Beziehung zwischen Eltern und ihren Kindern hat.

FALLBEISPIEL

Gemeinsames Getragenwerden

Während meines Anerkennungsjahres im Zentrum für Therapeutisches Reiten e.V. in Köln-Porz bei Claudia Pauel leite ich eine Heilpädagogische Voltigiergruppe der Tagesklinik der Kinder- und Jugendpsychiatrie. Martins Vater begleitet seinen Sohn im Rahmen einer Auflage der Tagesklinik zum Therapeutischen Reiten. In den Stunden zeigt sich Martin (7 Jahre) leistungsbereit. Er hält sich an Regeln, geht sorgsam mit dem Pferd um und bietet mir und anderen Kindern seine Hilfe an. Neben diesen adäquaten Verhaltensweisen fällt auf, dass Martin wenig lacht, sich bemüht, die Kontrolle über das Geschehen zu behalten, und Angst äußert, etwas falsch zu machen. Sein Vater sitzt während der Stunden mit verschränkten Armen auf der Bank und begleitet die Aktionen seines Sohnes mit Kommentaren der Abwertung: „Das schaffst du doch sowieso nicht!" – „Das war doch nichts." Der Versuch der Mitarbeiterin der Tagesklinik, Einfluss auf das Verhalten des Vaters zu nehmen, verläuft ohne nachhaltigen Erfolg. Ich fühle mich als Berufsanfängerin überfordert zu intervenieren.
Am Ende einer der Stunden wünscht sich Martin, gemeinsam mit seinem Vater zu reiten. Der Vater lehnt mit der Begründung ab, er sei zu schwer. Er könne nicht auf das große Pferd aufsteigen. Ich versichere ihm, dass das Pferd sein Gewicht ohne Probleme tragen und er über eine Aufstiegsrampe aufsitzen könne. Als der Vater hinter seinem Sohn Platz genommen hat, schaut Martin sich nach ihm um und fragt mich: „Der Papa ist mit auf dem Pferd?" Er wirkt erstaunt und versichert sich durch die an mich gestellte Frage, ob er seiner Wahrnehmung vertrauen kann. Martins Vater sitzt weit hinten auf dem Pferd, ist nicht an seinen Sohn herangerutscht und versucht, durch die Krümmung seines Oberkörpers dennoch an den Griffen des Gurtes Halt zu finden. Sein Blick ist starr auf den Hals des Pferdes gerichtet. Er macht auf mich einen angespannten und ängstlichen Eindruck. Beide willigen ein, dass das Pferd langsam losgehen könne. Mit jeder Runde, die Vater und Sohn auf dem Pferderücken im ruhigen Schritt zurücklegen, scheint vermehrt Entspannung einzutreten. Martin beginnt zu lächeln. Der Vater rückt näher an seinen Sohn heran und streckt sich im Oberkörper. Die Atmosphäre auf dem Pferd verändert sich. Martin schaut den Vater an, der Vater erwidert den Blickkontakt. Beide bewegen sich im Rhythmus der Pferdebewegung und stimmen sich immer harmonischer miteinander ab. Zu Beginn der nächsten Stunde fragt mich der Vater, ob es in Ordnung sei, dass er seinem Sohn etwas zu essen und zu trinken mitbringe. Er unterlässt während der Stunde die abwertenden Kommentare. Sein Gesicht

wirkt entspannter, und Martin sucht in den Pausen seine Nähe. Die Mitarbeiterin der Tagesklinik berichtet einige Wochen später, dass sich Martins Vater verstärkt für die Belange seines Sohns interessiere und sich für eine Zusammenarbeit öffne.

Ohne Gefahr zu laufen, vom Pferd zu fallen, kann der Vater sich dem Rhythmus dauerhaft nicht widersetzen. Vater und Sohn wird durch den Pferderhythmus ein gemeinsamer Bewegungsfluss „aufgezwungen". Die „Gefahr bringende" Aufgabe fordert die Bereitschaft zur Kooperation klar ein und lässt wenig Raum für Feindseligkeiten. Die Erfahrung des gemeinsamen Rhythmus und des Gelingens von Kooperation eröffnet dem Vater einen Zugang zu „väterlichen" Ressourcen.

Durch die Rhythmisierung und die Einforderung einer Anpassungsleistung nimmt das Pferd eine präsente Haltung ein, die keinen Zweifel an der Notwendigkeit eines nonverbalen Dialogs im Hier und Jetzt lässt. Die Muskulatur des Klienten wird aktiviert und die freigesetzte Energie staut sich nicht auf, sondern kann sofort in Bewegung und Handlung umgesetzt werden. Der direkte Kontakt mit dem Pferd und die ungewohnten Bewegungsimpulse intensivieren die emotionale Beteiligung. Der Klient spürt seine Grenzen und gleichzeitig eröffnet sich ihm ein Zugang zu seinen Ressourcen. Der Fokus richtet sich auf das Finden einer gemeinsamen Balance aus. Für die Pädagogin ist gut zu beobachten, wie der Dialog abläuft und an welchen Stellen es zu gelingenden Interaktionen oder zu Störungen kommt. Pauel (2005) stellt die Auswirkungen des Bewegungsdialogs auf die Motorik, die Emotionalität und die Kognition im Rahmen des Heilpädagogischen Reitens eindrücklich dar. Wie ein roter Faden zieht sich das Finden einer Balance zwischen Klient und Pferd durch die von ihr beschriebenen vier Phasen des Prozesses im Heilpädagogischen Reiten:

- Phase 1: Vertrauen aufbauen zum Pferd und zum Ausbilder
- Phase 2: Sich auf das Pferd einlassen und verlassen
- Phase 3: Aktiv werden im Dialog mit dem Pferd und in der Gruppe
- Phase 4: Selbstständiges Reiten im Einklang mit dem Pferd und der Gruppe (Pauel 2005)

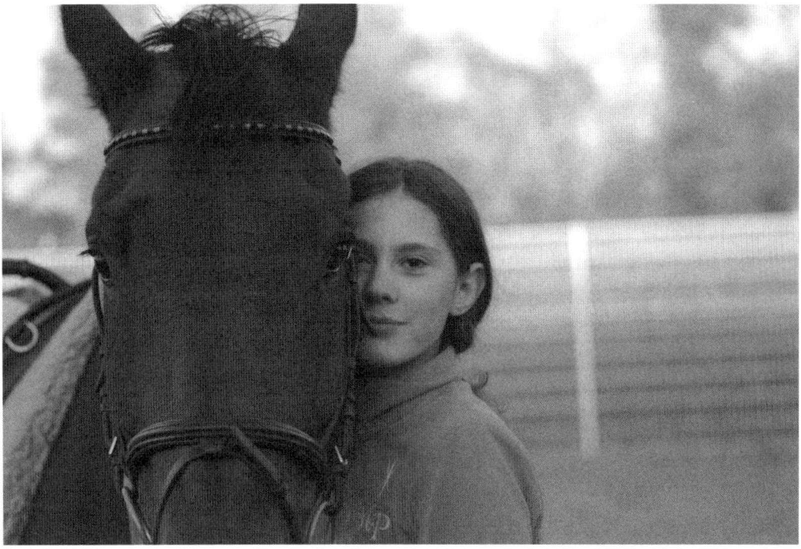

Der Aufforderungscharakter des Pferdes

Beim Einsatz von Tieren in pädagogischen und therapeutischen Kontexten wird dem Tier ein hoher Aufforderungscharakter zugesprochen. Was ist es, das Menschen dazu bewegt, nicht nur flüchtig Kontakt aufzunehmen, sondern diesen auszubauen und auch in schwierigen Situationen daran festzuhalten? Die Basis liegt in einem Wechselspiel des Gebens und Nehmens zwischen Klient und Pferd. Das Pferd wendet sich dem Klienten zunächst neugierig zu oder trägt ihn auf seinem Rücken, ohne dies von einer Gegenleistung abhängig zu machen. Über dieses erste Kontaktgeschenk hinaus fordert das Pferd jedoch sehr wohl Initiative vom Gegenüber ein. Das Interesse und die Kooperationsbereitschaft des Pferdes wird der Klient langfristig nur aufrechterhalten, wenn er sich auf Aktivitäten mit dem Pferd einlässt. Pferde registrieren jeden Impuls des Menschen und melden die Auswirkungen ohne Vorbedingung zurück. So entsteht das jeder Entwicklung zugrunde liegende Wechselspiel des Dialogs zwischen „einen Impuls erhalten" und „einen Impuls geben". Dabei macht der Klient die Erfahrung, dass er auch bei zunächst misslingenden Interaktionen durch kleine Verhaltensänderungen positiv Einfluss nehmen kann. Es liegt in seiner Verantwortung, einen Beitrag zum Wechselspiel der Impulse zu leisten.

Diese klare Verankerung der Verantwortung beim Klienten und die sofortige Rückmeldung über die Wirkung seines Impulses durch das Pferd erhöhen die Wahrscheinlichkeit, dass der Klient langfristig am Kontakt interessiert bleibt. Der Gewinn drückt sich für beide Seiten nicht in materiellen Werten aus, sondern in einer immer besser gelingenden Einstimmung aufeinander, die die Bewältigung von Aufgaben ermöglicht. Der beständige Wechsel von Bestätigung und Irritation ist der entscheidende Motor für die Entwicklung von Motivation am Pferd.

Pferde rahmen Entwicklungsprozesse in Form einer bezogenen Individuation

„Das Pferd vereinigt in seinem Wesen wie kaum ein anderes Tier Autonomie und Unabhängigkeit ebenso wie soziale Bezogenheit und Bindung. Als Lebewesen, dessen Lebensgrundlage die Bewegung ist, liebt es Freiheit und den weiten Raum. Als Herdentier kennt es seinen Platz zwischen Führung und Unterordnung und nimmt ihn wie selbstverständlich ein“ (Mehlem 2005, 21).

Das Verhalten von Pferden in der Herde basiert immer auch auf der sozialen Dimension, die wir beim Menschen „Beziehung“ nennen. Sie beeinflussen sich in ihrem Verhalten wechselseitig und gestalten Resonanzprozesse. Ihr Überleben ist von einer funktionierenden sozialen Struktur abhängig. Eine der wertvollsten Ressourcen des Pferdes für den pädagogischen Prozess ist daher diese tief verankerte Fähigkeit, sich auf soziale Interaktionen einzulassen und ihnen Bedeutung beizumessen. Ihr Verhaltensrepertoire enthält Elemente, die auch für den Menschen von grundlegender Bedeutung sind:

- Sie reagieren sensitiv auf Impulse von außen.
- Sie zeigen Neugierverhalten und wenden sich zu.
- Sie gestatten Teilhabe an ihren Aktionen.
- Sie erwarten eine soziale Antwort.
- Sie bringen die Bereitschaft mit zu vertrauen.
- Für die gemeinsame Bewältigung von Aufgaben fordern sie Aufmerksamkeit ein.
- Sie erwarten Verhaltensweisen, die ihnen Sicherheit und Orientierung geben.
- Sie melden unangemessenes Verhalten klar zurück.

- Sie übernehmen die Führung und lassen sich führen.
- Sie regulieren Nähe und Distanz.
- Sie setzen Grenzen und lassen sich Grenzen setzen.
- Sie versuchen in Situationen, die ihnen Angst machen, zu entfliehen.

Durch diese Anschlussfähigkeit an menschliche Entwicklungsthemen kann der Klient mit Unterstützung des Pferdes die erforderlichen Kompetenzen trainieren.

FALLBEISPIEL

Das Führen des Pferdes – Notwendigkeit der Autonomieentwicklung
Frau W. führt das Pferd Rodin über den Reitplatz. Beim Führen des Pferdes schaut sie sich häufig zu Rodin um, gibt keine Richtung vor und wartet darauf, dass das Pferd aktiv wird. Rodin macht die Führungslosigkeit deutlich, indem sich das Pferd entweder überhaupt nicht vom Fleck bewegt oder aber in Schlangenlinien über den Platz geht. Frau W. meldet zurück, dass sie so ja nirgends ankomme.

Frau W. kann nicht ausreichend auf Kompetenzen zurückgreifen, die dem Pferd eine klare Führung geben. Diese Situation und die damit verbundenen Gefühle und Gedanken sind ihr vertraut. Sie hat lange Zeit die Entwicklung ihrer Autonomie und die damit verbundene Fähigkeit, die Führung zu übernehmen, unterdrückt. Ihr hohes Maß an Bezogenheit zum Gegenüber wird durch das häufige Sichumschauen zum Pferd deutlich. Ihre Kompetenz, auf den Interaktionspartner zu achten, entfaltet jedoch ohne die Kopplung mit Anteilen der Autonomie keine zielgerichtete Wirkung. Rodin kann kognitive Erklärungen nicht umsetzen und zeigt keine Anzeichen, die ihr fehlenden Kompetenzen so zu kompensieren, dass sie ihr Ziel erreicht. Das entstandene „Problem" wird sich erst verändern, wenn Frau W. sich die noch nicht ausreichend entwickelten Fähigkeiten der Führung erarbeitet.

Damit die wechselseitigen Impulse zu einer konstruktiven Zusammenarbeit führen, bedarf es der aktiven Herstellung einer Balance zwischen Bindung und Autonomie im Resonanzprozess der Interaktionspartner. Lebt ein Interaktionspartner seine Autonomie ohne für Bindung zu sorgen, fehlen Bezugspunkte zur Entfaltung gemeinsam getragener Aktionen. Fordert ein Interaktionspartner ein hohes Maß an Bindung ein, ohne autonome Impulse zu aktivieren, gerät er in Abhängigkeit und kann die Zielrichtung der Zusammenarbeit nur in geringem Maße beeinflussen.

Spiegelung – Training der Eigenwahrnehmung

Im Kontakt mit dem Pferd wird der Klient mit Emotionen, Gedanken und Bewegungen konfrontiert. Er spürt in konkreten, handlungsorientierten Situationen seine Fähigkeiten und Grenzen. Aufgrund der ungewohnten Begegnung greifen Kompensationsstrategien nicht verlässlich, oder aber die automatisierten Muster treten deutlicher hervor. Blockaden, Schwierigkeiten, aber auch Fähigkeiten und ungenutzte Ressourcen werden sichtbar. Durch die situationsbezogene, klare und sofortige Rückmeldung des Pferdes wird der Klient mit den Auswirkungen seines Verhaltens konfrontiert. Vernooij und Schneider führen aus:

> „[...] die emotionale Selbststeuerung kann im Umgang mit dem Tier unmittelbar gefördert werden, da die artspezifischen Reaktionen auf affektive Äußerungen direkt situationslogisch erfolgen" (2008, 115).

FALLBEISPIEL

Chancen auf Veränderung durch die Rückmeldung des Pferdes
Das Pferd reagiert auf die Impulse von Frau L. und spiegelt ihr so die Auswirkungen ihres Verhaltens wider. Grisu erhöht das Tempo und trägt den Kopf höher, wenn Frau L. sich aufrichtet und die Beine an den Pferdeleib drückt. Sobald sie den Oberkörper leicht krümmt und nach vorne nimmt sowie den Druck der Beine vermindert, hält Grisu an. Um ihrem Thema auf die Spur zu kommen, rücken in der weiteren Arbeit die Reaktionen des Pferdes in den Mittelpunkt. Das Pferd übernimmt durch seine klaren und zeitnahen Reaktionen eine tragende Funktion in der Begleitung des Veränderungsprozesses. Die Klientin spürt, dass sie durch minimale Veränderungen in ihrer Körperhaltung Einfluss nimmt. Um dem Pferd die eindeutige Botschaft des fleißigen Vorwärtsgehens im Schritt zu vermitteln, muss sich die Klientin mit ihrer Körpersprache und den damit einhergehenden Emotionen und Gedanken auseinandersetzen. Für die Einflussnahme auf das Pferd reicht es nicht aus, dieses verbal zu leisten. Frau L. muss ihre Emotionen, Gedanken und Bewegungsvorstellungen

in Handlungen umsetzen und das Risiko eingehen, von Grisu eine eindeutige Rückmeldung zu erhalten. Zunächst ist dies mit Frustration und Vermeidungsverhalten verbunden. Dadurch, dass Grisu immer wieder die Bereitschaft zeigt, ihr als Interaktionspartner in einem neuen Versuch zur Verfügung zu stehen, fasst sie langsam Vertrauen und beginnt zu experimentieren. Im weiteren Verlauf findet sie in der Interaktion mit dem Pferd heraus, wann die Angst vor einem zu schnellen Tempo ihren Mut bremst. Sie reflektiert, ob diese Angst berechtigt ist und wie sie dem Schnellerwerden begegnen kann, ohne von ihrem Ziel des fleißigen Vorwärtsgehens abzurücken.

Da Pferde die Komplexität reduzieren, nur sehr begrenzt in der Lage sind, Reaktionen zurückzuhalten, und keine psychodynamischen Spiele spielen, erhält der Klient eine klare Orientierung. Die Spiegelung des Verhaltens erfolgt unabhängig von einer Diagnose oder Einschränkung. Angemessenes Verhalten wird vom Pferd nicht durch ein verbales Lob verstärkt. Einzig und allein durch die erfolgreiche, harmonische Abstimmung und die Bewältigung der Aufgabe erfährt der Klient eine Würdigung seiner Leistung. Ressourcen, die erstmals erlebt werden, bekommen durch die Rückmeldung des Pferdes Bedeutung. Kommt es zu unklaren Signalen oder unangemessenen Verhaltensweisen, spiegelt das Pferd die Auswirkungen ebenfalls sofort und eindeutig zurück. Will der Klient eine Veränderung in der Interaktion mit dem Pferd bewirken, muss er sich seinen Gedanken, Gefühlen und Bewegungen zuwenden und damit beginnen, diese zu steuern.

Aus dieser Verantwortung wird er auch dann nicht entlassen, wenn er leugnet, bagatellisiert oder die Aufgabe auf später verschieben will. Destruktive Muster oder Lösungen, die zum Problem wurden, werden ohne Vorwurfshaltung aufgedeckt. Der Klient kann sich am Pferd dem Training der Eigenwahrnehmung und Selbststeuerung nur schwer entziehen. Sich selbst regulieren zu können ist eine Grundvoraussetzung für gelingende Interaktionen zwischen Menschen und ein wichtiges Element der Selbstwirksamkeit. Schon nach wenigen Momenten der Interaktion erkennt der Klient, dass er das Verhalten des Pferdes durch sein Verhalten konkret auf den Augenblick bezogen beeinflusst. Es bleibt nicht bei einem kognitiv durchgespielten Probehandeln. Lösungsoptionen erprobt er in konkreter Handlung und die Auswirkungen bilden sich unmittelbar im Hier und Jetzt ab.

Präsenz – Fokussierung auf die Gegenwart

Pferde richten ihr Verhalten an der konkreten Situation im Hier und Jetzt aus und folgen dem Menschen nicht bei einem Ausweichen in Vergangenheit und Zukunft. Um gelingende Interaktionen mit dem Pferd zu gestalten, muss auch der Klient sich auf den Gegenwartsmoment einlassen und Fragen der Vergangenheit und Zukunft ruhen lassen. Solmaz führt hierzu aus:

„Im Umgang mit dem Pferd ist der Reiter auf Gegenwartsorientierung und Präsenz angewiesen. Das Pferd kennt keine Zukunft und keine Vergangenheit, sondern ist in seinem Erleben immer im Hier und Jetzt. Es erlebt die Situation, den Reiter, den Pädagogen und die Atmosphäre, wie sie im jeweiligen Moment ist, und stellt sein Verhalten darauf ein. Auf zu viel Spannung reagiert es mit Flucht, auf Unruhe oder Unkonzentriertheit eventuell mit Unwillen oder auch mit Nervosität usw. Auf jeden Fall ruft das Pferd den Menschen immer wieder in die Gegenwart und die reale Situation zurück. Man muss seine Reaktionen in der realen Situation auf Stimmigkeit überprüfen. Das Pferd fordert Präsenz ein und reagiert ansonsten ebenfalls mit Unaufmerksamkeit" (2010, 18).

Das Pferd reagiert ausschließlich auf das aktuelle Verhalten des Klienten, ohne dabei Überlegungen anzustellen, wie der Klient seine Verhaltensweisen erworben hat oder welche langfristigen Ziele er damit verfolgt. Es wägt zukünftige Verhaltens- oder Veränderungsbereitschaften des Menschen nicht ab. Wohl aber registriert es kleinste Änderungen im Verhalten des Gegenübers sofort. Trotz dieser Fokussierung auf den Augenblick verfügt das Gegenwartsgeschehen aufgrund der klaren und unmittelbaren Rückmeldung des Pferds über eine hohe Reizdichte. Der vom Pferd eingeforderte Bezug zum Moment des Geschehens ist für Klienten ungewohnt.

FALLBEISPIEL

Petra – Abschied vom Drama

Petra ist 13 Jahre alt, als sie von ihren Eltern angemeldet wird. Sie mache aus jeder Mücke einen Elefanten und zeige wenig Bereitschaft, sich zu beruhigen. Sie sei nicht aggressiv oder widersetzlich, würde sich jedoch derart aufregen, dass es zu Hause und zunehmend auch in der Schule kaum möglich sei, Aufgaben ohne „Drama" zu Ende zu bringen. Die Mutter schildert, dass sie viel Energie und Zeit einsetze, um Petra zu beruhigen. Als Ziel nennen die Eltern, dass Petra lerne, ruhig und gelassen mit Situationen umzugehen, und eigene Strategien entwickele, sich zu beruhigen. Petra, die im Erstgespräch anwesend ist, bestätigt die Aussagen ihrer Eltern. Sie willigt ein, daran zu arbeiten, sich weniger aufzuregen, da es sie selber störe. Gleichzeitig betont sie, dass sie nichts dafür könne, das Drama käme von ganz allein.

In den ersten Stunden lernt Petra, das Pferd Grisu mit meiner Hilfe zu putzen, und an der Longe üben wir das Leichttraben. Es kommt zu Situationen, in denen sie sich in unbedeutende Themen hineinsteigert und dann alles andere um sich herum vergisst. Beim Putzen reagiert Grisu mit deutlicher Unruhe, wenn Petra beginnt, viel zu reden und sich unkoordiniert zu bewegen. Ich frage sie, ob wir das Pferd putzen oder uns aufregen sollten; beides gleichzeitig verunsichere Grisu. Petra ignoriert meinen Hinweis und fährt mit dem gleichzeitigen Putzen und Sichaufregen fort. Das Pferd dreht sich beim Putzen immer wieder um und erwischt dabei Petras Fuß. Sie beschwert sich bei mir und steigert sich in das nächste „Drama" hinein. Ich bestehe darauf, dass wir uns auf die Bank setzen und ihren Fuß ansehen, auf ihr ununterbrochenes Erzählen gehe ich nicht ein. „Petra, dein Fuß ist rot, aber nicht verletzt. Wir brauchen eine Vereinbarung. Wenn du dich aufregst, wird das Putzen unterbrochen. Es ist zu gefährlich, wenn Grisu unruhig wird." Petra protestiert, sie könne nichts für die Unruhe des Pferdes. Ich erwidere ihr: „Es geht nicht um die Frage, ob du schuld bist. Wenn du dich aufregst, regt sich das Pferd auch auf, und dann wird es gefährlich. Dann müssen wir unterbrechen." Petra wird so erstmals damit konfrontiert, dass sie nicht ihr „Drama" beenden muss, wohl aber die Aufgabe nicht weitergeführt werden kann. Bisher hat sie erlebt, dass alle die Aufregung stoppen wollen, weil die Aufgabe erledigt werden muss. Ich melde ihr zurück, wenn das Pferd ruhig steht, weil wir ohne Aufregung und viel Reden putzen. Stellt sich Unruhe ein, bestehe ich auf eine Unterbrechung, bis sie sich beruhigt hat. Petra protestiert zwar dagegen, unterbricht das Putzen aber, sie wolle nicht noch mal Grisu auf ihrem Fuß haben. Sie stellt schnell fest, dass wir wenig oder

gar keine Zeit zum Reiten hätten, wenn es viele Unterbrechungen gebe. Ich bestätige ihre Beobachtung und gebe ihr einen Hinweis, wie sie darauf Einfluss nehmen könne: „Du entscheidest darüber, wie viele Pausen wir brauchen. Für das Pferd und mich ist es in Ordnung, weniger Zeit für das Reiten zu haben."
In den nächsten Stunden setzt Petra sich intensiv mit der Frage auseinander, wie oft sie Aufregungspausen macht und wie lang die Pausen sind. Ich melde ihr immer wieder zurück, dass sie die Entscheidung treffe, sich aufzuregen oder sich mit dem Putzen zu beschäftigen. Langsam erhöht sich Petras Bereitschaft, aktiv Einfluss auf ihr Verhalten zu nehmen, und wir benötigen weniger Unterbrechungen. An der Longe hilft es ihr, wenn wir viel traben. Die anspruchsvolle Bewegung fordert ihre gesamte Aufmerksamkeit ein, sodass für Aufregung wenig Platz bleibt. Auf meine Frage, was wir beim Reiten tun könnten, wenn sie beginne, sich aufzuregen, benennt sie klar, dass ihr das höhere Tempo helfe. In der Beobachtung wird deutlich, dass Petra den Beginn des „Dramas" durch tiefes Luftholen ankündigt. Ich melde ihr dies zurück und gebe ihr den Tipp, dass es gut wäre, gleichzeitig mit dem tiefen Luftholen anzutraben. Petra überträgt die Erfahrung beim Reiten selbstständig auf das Putzen. Sie nimmt sich vor, jedes Mal, wenn sie tief Luft holt und „es gleich wieder losgeht", die Hufe auszukratzen, da könne das Pferd nicht zappeln und sie brauche viel Kraft und Konzentration.

Entwicklungs- und Lernschritte, die für die Bewältigung der konkreten Situation zu leisten sind, können nicht auf die Zukunft verschoben werden. Ein „Ja, aber …", „lass uns später darüber reden" oder sich widersprechende Botschaften werden vom Pferd nicht verstanden. Für das aktuelle Interaktionsgeschehen zwischen Klient und Pferd ist nicht die Frage nach dem „Was ist in der Vergangenheit passiert?" von Bedeutung, sondern wie der Klient mit seinen Erfahrungen in der konkreten Situation umgeht und ob er bereit ist, sich auf Veränderung einzulassen. Die Forderungen, an Veränderungen des eigenen Verhaltens zu arbeiten, sind klar auf die konkrete Situation begrenzt und frei von Zielen der nächsten Tage. Ein Transfer auf andere Lebensbereiche wird vom Pferd nicht eingefordert. Dadurch fokussiert sich alles Denken, Fühlen und Handeln auf den Augenblick und die konkrete Begegnung.

ZUSAMMENFASSUNG

- Damit das Pferd sein Wirkspektrum entfalten kann, muss die Ausbildung den Erhalt der artspezifischen Eigenschaften sicherstellen und einen Freiraum zur Entwicklung individueller Charaktereigenschaften bieten.
- Pferde orientieren sich an der Erfüllung ihrer Grundbedürfnisse und verfolgen keine pädagogische Intention. Sie stehen als Interaktionspartner, die den Fokus der Aufmerksamkeit auf grundlegende Themen ausrichten, Komplexität reduzieren und Impulse klar setzen, zur Verfügung.
- Pferde verfügen über ein großes Verhaltensspektrum. Sie bauen in der Interaktion mit dem Menschen Verhaltensmuster auf, die ihnen die automatisierte Beantwortung von Reizen ermöglichen.
- Das Pferd wirft den Klienten durch sein rein nonverbales Kommunikationsangebot auf die Beziehungsebene zurück. Durch eine eindeutige, konstante nonverbale Kommunikation, die an den Grundbedürfnissen des Pferdes ausgerichtet ist, lädt das Pferd den Klienten in den Dialog ein. Das Pferd bietet damit ein Übungsfeld für das Ausbalancieren von Beziehungen an.
- Die Einnahme einer höheren Position in der Rangordnung muss auf Präsenz und eindeutiger Kommunikation beruhen. Verbale Interventionen stellen keine Lösungsmöglichkeit in der Interaktion mit dem Pferd dar. Dadurch ist die Einflussnahme durch Manipulation, Überreden oder Erpressung nicht möglich.
- Irritationen durch die „ungewohnte" Kommunikation führen dazu, dass bisher ungenutzte Ressourcen des Klienten sichtbar werden oder dass Kompensationsstrategien nicht mehr abrufbar sind.
- Das Pferd übernimmt eine haltende, tragende, körpernahe, antwortende und somit nonverbal dialoggestaltende Funktion (Biofeedback). Beim Sitzen auf dem Pferd wird im Bewegungsdialog das emotionale Erleben intensiviert. Die sich entwickelnde Energie kann in Bewegung umgesetzt werden.
- Sitzen zwei Menschen auf dem Pferderücken, gibt das Pferd beiden einen Rhythmus vor. Dies eröffnet die Entfaltung gemeinsamer positiv gerichteter Interaktionen und legt Ressourcen und Schwierigkeiten in der Beziehung der beiden Menschen offen.
- Das Pferd fordert gleichzeitig eine Anpassungsleistung und gestaltende Impulse ein. Durch das Wechselspiel von Bestätigung und Irritation fordert es den Klienten zum Halten des Kontakts auf. Durch kleine Verände-

rungen im eigenen Verhalten kann der Klient Einfluss auf das Pferd nehmen und erlebt sich so als selbstwirksam.

- Durch die tief verankerte Fähigkeit des Pferdes, sich auf soziale Interaktionen einzulassen und ihnen Bedeutung beizumessen, koppelt es an die Entwicklungsthemen des Menschen an. Es fordert eine Balance zwischen Bezogenheit und Autonomie ein.
- Das Geschehen am Pferd ist gegenwartsorientiert.

6 Das Zusammenwirken im Beziehungsdreieck

In pädagogischen Angeboten wird mit Klienten häufig im Einzelsetting gearbeitet. Die Pädagogin richtet ihre gesamte Aufmerksamkeit auf den Klienten und sein Anliegen aus. Einflüsse durch Dritte sind von vornherein ausgeschlossen. Der Zweierkontakt scheint zunächst eine ideale Voraussetzung für eine zielorientierte Zusammenarbeit zu sein. Sowohl für den Klienten als auch für die Pädagogin sind damit jedoch auch Nachteile verbunden, die sich auf den Prozess auswirken:

- Schon in der frühen Kindheit findet der Mensch ein Lernfeld vor, in dem er sich gleichzeitig mit mehreren Interaktionspartnern (Mutter und Vater) abstimmen muss. Mit zunehmendem Alter des Kindes gewinnt diese Fähigkeit für den Aufbau von Sozialkontakten an Bedeutung. Daher ist es notwendig, diese Realität auch in pädagogischen Angeboten abzubilden. Die ausschließliche Arbeit im Zweierkontakt bietet nur eingeschränkte Möglichkeiten des Erlernens sozialer Kompetenzen.
- Nimmt sich der eine Interaktionspartner eine Auszeit im Kontakt, steht dem anderen kein alternativer Interaktionspartner zur Verfügung. Es ist nicht möglich, sich zurückzuziehen und gleichzeitig die „Stille" zu vermeiden. Für Klienten ist es oftmals schwierig, den Kontakt über längere Zeit zu nur einer Person zu halten. Sie benötigen „Pausen", ohne dass damit der Verlust der sozialen Anbindung verbunden ist oder sie sich für die Auszeit rechtfertigen müssen.
- Die Beziehungsgestaltung zwischen den beiden Interaktionspartnern erfährt keine bestätigende oder irritierende Rückmeldung durch eine dritte Person, die das Geschehen mit Abstand betrachtet. Durch das Einbeziehen eines Dritten erweitern sich die Interaktionsmöglichkeiten. Die Beteiligten können sich abwechselnd auf die Beobachterposition zurückziehen und aufgrund der Distanz leichter neue Ideen entwickeln.

- Beim Auftreten von Schwierigkeiten in der Zweierbeziehung kann keine dritte Person hinzugezogen werden, um zu vermitteln. In der Triade wird es möglich, Ideen und Unterstützung von außen anzufragen, um Konflikte zu klären. In Situationen des Entwicklungsstillstands aufgrund fehlender Herausforderungen stellt die dritte Person Bestehendes infrage und sorgt so für neue Entwicklungsimpulse.

Die Triade bietet das kleinste mögliche Übungsfeld an, um die Bezogenheit auf mehrere Interaktionspartner bei gleichzeitiger Wahrung der Autonomie zu erproben. Triaden sind dynamisch angelegt. Muster, Regeln und Rollen bewegen sich zwischen Veränderung und Stabilisierung. In Dreierkonstellationen zwischen Menschen sind immer zwei Beteiligte stärker miteinander verbunden. Der Dritte rückt an den Rand und nimmt somit eine distanziertere Position ein. Diese Rollenverteilung kann über längere Zeit konstant bleiben, indem sich beispielsweise zwei Beteiligte verbünden und der Dritte zum „Außenseiter" wird. Oder aber es kommt zu wechselnden Koalitionsbildungen. Oftmals bringen Klienten destruktiv ausgerichtete Verhaltensmuster aus ihren Beziehungserfahrungen mit. Machtkämpfe, Manipulationen, dauerhafte Ausgrenzung oder die Verteilung von Täter-Opfer-Rollen prägen dann ihr Verhalten in der Triade.

Durch die Gemeinsamkeiten und Unterschiede in der Lebensorganisation von Menschen und Pferden wird die Dreierkonstellation in der pferdegestützten systemischen Pädagogik zu einer „besonderen Triade". Grundlegende Aspekte des Beziehungsdreiecks in der heilpädagogischen Förderung mit dem Pferd sind bei Schulz und Pauel beschrieben (Schulz 2005; Pauel 2005).

Das Pferd läuft viel weniger Gefahr, das Beziehungsgeschehen in der Triade durch destruktive Beiträge zu belasten:

- Pferde verteilen keine Täter-Opfer-Rollen,
- Pferde manipulieren nicht und verschieben keine Schuld,
- Pferde rechnen „alte" Vorfälle in der Triade nicht auf,
- Pferde bevorzugen keinen der Sozialpartner dauerhaft, sodass sich Koalitionen gegen einen Dritten bilden,
- Pferde stören sich nicht an einer gut funktionierenden Koalition zwischen den beiden anderen Sozialpartnern (sie kennen keinen Neid),
- Pferde halten sich aus Konflikten der anderen Sozialpartner raus und übernehmen keine Schiedsrichterfunktion,
- Pferde halten Rückmeldungen zu Kompetenzen und Störungen nicht zurück.

Daraus ergibt sich die Möglichkeit, mit dem Klienten in der Triade mit Pferd positiv gerichtete Interaktionserfahrungen der Bezogenheit aufzubauen. Es gibt in der Triade grundsätzlich fünf verschiedene Konstellationen der Interaktion:

- Pferd und Pädagogin in direkter Interaktion – Klient in der Beobachterposition
- Pferd und Klient in direkter Interaktion – Pädagogin in der Beobachterposition
- Pädagogin und Klient in direkter Interaktion – Pferd in einer passiven, nicht direkt einbezogenen Position
- Pferd, Pädagogin und Klient in direkter Interaktion
- Pferd, Pädagogin und Klient ohne direkte Interaktion

Die einzelnen Konstellationen werden nicht statisch eingenommen. Sie gehen unterstützt von der Prozesssteuerung der Pädagogin fließend ineinander über. Damit vom Interaktionsgeschehen im Beziehungsdreieck konstruktive Impulse ausgehen, rahmt die Pädagogin die Triade. Die Eckpunkte einer wertorientierten, stabilen Rahmung wurden in den vorangehenden Kapiteln bereits erläutert. Unter der Voraussetzung einer stabilen Rahmung und der Berücksichtigung der besonderen Qualitäten des Pferdes ergeben sich für den Klienten in unterschiedlichen Konstellationen folgende Lernchancen.

Pferd und Pädagogin in direkter Interaktion – Klient in der Beobachterposition

Die Pädagogin verdeutlicht in der Interaktion mit dem Pferd, welche Haltung sie einem anderen Lebewesen entgegenbringt. Modellhaft zeichnet sich für den Klienten ab, wie die Pädagogin sich zuwendet, auf die Bedürfnisse des Gegenübers eingeht, eigene Bedürfnisse zeigt, Respekt entgegenbringt und einfordert sowie Grenzen setzt. Daraus zieht der Klient Schlüsse, was ihn im Kontakt mit der Pädagogin erwartet. Darüber hinaus erhält der Klient Informationen über die Verhaltens- und Kooperationsbereitschaft des Pferdes. Damit die Pädagogin Beobachtungen aus dieser Konstellation für die Prozessgestaltung nutzen kann, beschränkt sie sich nicht allein auf die Interaktion mit dem Pferd. Von ihrem Modell eines konstruktiven Dialogs mit dem

Pferd gehen für den Klienten bestätigende und irritierende Impulse aus. Schenkt die Pädagogin diesen Rückmeldungen Beachtung, ergeben sich viele Themen für die Gestaltung der Beziehung. Damit das Beziehungsmodell wirksam wird, müssen insbesondere zwei Aspekte Beachtung finden:

1. Nicht konstruktiv gerichtete Momente im Dialog zwischen der Pädagogin und dem Pferd dürfen nicht überhandnehmen und müssen zeitnah gelöst werden. Kommt es aufgrund von Ausbildungsdefiziten, einem nicht sichergestellten Gehorsam oder Unsicherheiten der Pädagogin beständig zu Störungen im Dialog, baut sich eine angespannte Grundstimmung auf. Der Klient wird zu Recht beginnen, dem Beziehungsangebot und dem damit verbundenen Versprechen der Sicherheit zu misstrauen.
2. Klienten, die Beziehungen und das Eingehen von Nähe als bedrohlich erleben, werden durch das Modell einer gelingenden Beziehung zwischen Pädagogin und Pferd irritiert. Die Absicht der Pädagogin, durch das Modell eines gelingenden Dialogs in die Beziehung einzuladen, erzeugt dann eine nicht gewünschte Wirkung. Der Klient wendet sich ab, sucht Distanz oder greift auf „störende" Verhaltensweisen zurück. Daher muss die Pädagogin ihre Beziehung zum Pferd bewusst gestalten. Sie sollte dazu in der Lage sein, die Interaktionen mit dem Pferd zu reduzieren, emotionale Anteile zu dosieren und Aufgabenstellungen an das Pferd gut zu timen. So kann der Klient sich langsam mit dem Gedanken vertraut machen, dass Dialoge und Beziehungen gelingen können und dürfen.

FALLBEISPIEL

Frau G. – ein dosierter Dialog

Mit Frau G. hole ich Grisu ohne explizite Fokussierung auf meine Beziehung zum Pferd von der Weide. Sie hat Zeit, die Pferde zu beobachten, ohne dass schon die Frage des Dialogs im Raum steht. Das Führen muss ich nicht anleiten, da Grisu den Weg zum Stall kennt. Das Pferd legt ihn wie gewohnt gelassen zurück, sodass Frau G. damit ausreichend Orientierung erfährt. Ich warte auf den Impuls der Klientin, sich neuen Aufgaben (Putzen des Pferdes) zuwenden zu wollen, um ihr einen Dialog über meine Beobachtungen des mühsamen Hinwegs und des gelösten Rückwegs anzubieten. Durch die Abstimmung zum Umgang mit ihrem Thema findet sie langsam die Sicherheit, dass ich keine Leistungsanforderungen an sie stelle. Erst jetzt intensiviere ich meinen Dialog mit dem Pferd. Frau G. kann über ihre Sorge sprechen, dass auch

Grisu ständig Anforderungen im Kontakt mit mir erfüllen muss und sie sich scheut, etwas von dem Pferd zu erwarten. Durch die Dosierung der Interaktion gelingt es ihr, die positiven Anteile im Dialog zwischen mir und dem Pferd wahrzunehmen und immer besser auszuhalten.
Welche Auswirkungen hätte die Entscheidung, mit Frau G. und dem Pferd auf dem Reitplatz zu arbeiten, gehabt? Sie wäre damit konfrontiert worden, dass Grisu mit mir gut zusammenarbeitet, wir eine enge Beziehung haben und ich Forderungen an die Stute stelle. Vermutlich hätte sie daraus geschlossen, dass ich auch an sie Forderungen stellen würde, ihr nah sein wollte und die Erwartung hätte, dass sie selber Forderungen an Grisu stellte und mit ihr in Beziehung träte. Damit hätte ich ihr altes Muster, sich vor Erwartungen und Leistungsanforderungen schützen zu müssen, angesprochen. Vermutlich hätte sie sich daraufhin zurückgezogen, geschützt und die positiven Elemente des Dialogs zwischen dem Pferd und mir eher als bedrohlich erlebt.

Pferd und Klient in direkter Interaktion – Pädagogin in der Beobachterposition

Für den Klienten ist es ungewohnt und nicht selten unangenehm, im Fokus der Beobachtung zu stehen. Damit ist die Sorge verbunden, welche Defizite die „Fachfrau" finden wird. Aber auch das Zurückmelden von Kompetenzen kann Irritationen auslösen und das Selbstbild des Klienten infrage stellen. Wieder andere Klienten interagieren nicht wirklich mit dem Pferd, sondern beschäftigen sich damit, sicherzustellen, dass die Pädagogin ihnen die ungeteilte Aufmerksamkeit schenkt. Daher sollte die Pädagogin ihre beobachtende Haltung dosieren und selektieren, welche Beobachtungen sie wie zurückmeldet. Dabei gilt es zu bedenken, dass der ungewohnte Kontakt mit dem Pferd und die damit verbundene Handlungsorientierung Themen des Klienten direkter als im Gespräch offenlegen. Nicht alle Beobachtungen kann der Klient in Form von Rückmeldungen schon annehmen. Oftmals müssen zur Vorbereitung zunächst andere Themen bearbeitet werden. Erst dann ist der Klient in der Lage, die Rückmeldungen einer speziellen Beobachtung für seinen Entwicklungsprozess zu nutzen. Darüber hinaus hat die Pädagogin zu beachten, dass durch eine „vollständige" Rückmeldung Themen häufig nur angeschnitten werden. Reihen sich Rückmeldungen ohne einen roten Faden aneinander, führen sie nicht zu einer Orientierung im Veränderungsprozess. Daher wählt die Pädagogin ihre Rückmeldungen orientiert am immer wieder überprüften Auftrag des Klienten und der Frage, welche Kompetenzen grundlegend aufgebaut werden müssen, aus. Sie timt ihre Rückmeldungen genau und achtet darauf, dass sie dadurch die Interaktion zwischen Klient und Pferd nicht unterbricht und überlagert. Durch kurze, auf das Thema fokussierte Rückmeldungen entsteht Raum für die Interaktion zwischen Klient und Pferd.

Damit die Interaktion mit dem Pferd zur Entwicklungsunterstützung beiträgt, muss das Pferd die in Kapitel 5 erläuterten Ressourcen mitbringen. Das Einüben von Dialog- und Beziehungsfähigkeit im Kontakt mit dem Pferd gelingt, wenn sowohl bestätigende als auch irritierende Momente entstehen. Fühlt sich der Klient durch das Kontaktangebot des Pferdes überfordert oder von der Pädagogin nicht ausreichend unterstützt, verschließt er sich einer neuen Erfahrung eher. Das im Kontakt aktive Pferd ist nicht für jeden Klienten geeignet, angemessene Interaktionserfahrungen zu sammeln. Manchmal braucht es sehr kleine Schritte und ein reduziertes Interaktionsangebot des Pferdes, um grundlegende Kompetenzen in der Dialog- und Beziehungsgestaltung aufzubauen.

Nur durch diese strukturierende Leistung und eine abgestimmte Pferdeauswahl erfährt der Klient Orientierung und kann sich auf konkrete Entwicklungsschritte konzentrieren. Entscheidend ist, dass die Pädagogin ihre Beobachterposition nutzt, um dem Klienten zu helfen, das Geschehen am Pferd einzuordnen. Schaltet sie sich bei auftretenden Schwierigkeiten zwischen Klient und Pferd sofort ein, vermeidet sie damit Herausforderungen und somit Lernchancen. Selbst wenn der Klient um Unterstützung bittet, sollte die Pädagogin ihr Engagement dosieren, sodass eine zu bewältigende Herausforderung erhalten bleibt. Hilfreich ist es zu erfragen, welche Form der Unterstützung der Klient benötigt. Ein direktes Eingreifen ist nur selten erforderlich.

FALLBEISPIEL

Herr P. – „Sie reden nicht mit mir"

Herr P. (28 Jahre) lebt in einer betreuten Wohngemeinschaft für psychisch erkrankte junge Erwachsene, die von mir begleitet wird. Im Jugendalter entwickelte er eine Zwangs- und Angsterkrankung. Den größten Teil des Tages verbringt er zurückgezogen in seinem Zimmer. Eine Mitbewohnerin, die schon seit längerer Zeit mit zu den Pferden geht, berichtet ihm davon und ermutigt ihn mitzukommen. Er fragt mich, ob dies möglich sei, und fügt an, dass er aber

nicht mit mir über das Erlebte reden wolle. Ich solle ihn in Ruhe lassen. Ich äußere meine Sorge, was passieren würde, wenn er Hilfe bräuchte. Herr P. lässt sich auf die Vereinbarung ein, dass er mit mir sprechen wird, wenn er Unterstützung braucht.
Am Stall hält er sich zunächst zurück und achtet auf eine sichere Distanz zum Geschehen. Er beobachtet, wie die Mitbewohnerin Grisu von der Koppel holt und putzt. Obwohl er sehr konzentriert zuschaut und einen interessierten Eindruck macht, halte ich mich an die Vereinbarung und spreche ihn nicht darauf an. Nach sechs Wochen fragt er nach, ob er auch putzen könne. Ich biete ihm an, seine Mitbewohnerin zu fragen, ob er ihr helfen dürfe. Da Grisu neugierig und lebhaft ist, wendet die Stute sich ihm sofort zu und schaut ihn an. Er fordert mich auf, das abzustellen. Das Pferd starre ihn an, es wolle was von ihm, es bedrohe ihn. Ich erkläre ihm, dass Grisu neugierig sei und wissen wolle, wer sich um sie kümmere. Das Pferd würde dies freundlich meinen, und ich könne das nicht abstellen. Da die ältere Stute Viola weniger aktiv in der Kontaktaufnahme ist, biete ich ihm an, dieses Pferd zu versorgen. Viola steht ruhig da und schaut ihn nicht an. Herr P. beruhigt sich und erfragt, was er zuerst machen müsse. Mit einer Bürste streicht er über ihr Fell. Er kontrolliert dabei beständig, welche Reaktionen das Pferd zeigt. Da Viola sich nicht rührt und sich eher wie ein „Gegenstand" verhält, tritt eine deutliche Entspannung ein. Als ich das Pferd für ihn umdrehe, damit er die andere Seite putzen kann, blickt Viola ihn an. Seine Sorge, sie meine es „böse" mit ihm, tritt sofort wieder auf. Auf meine Erklärung, dass Pferde lebendig seien und so wie er schauten, meldet er zurück: „Aber was ist denn nicht in Ordnung, was will die von mir?" Mir wird klar, dass er Blickkontakte damit verknüpft, dass das Gegenüber etwas infrage stellt und ihn zu einer Reaktion auffordert. „Sie müssen nichts machen, wenn Viola sie anschaut. Es ist gut, wenn sie einfach weiter putzen." Herr P. bleibt skeptisch, kontrolliert häufig mit seinem Blick, ob das Pferd ihn anschaut, und nimmt das Putzen vorsichtig wieder auf. In den folgenden Stunden wiederholt sich diese Situation. Er meldet mir jedes Mal zurück, dass das Pferd schon wieder gucke, und fragt mich, ob er einfach weitermachen könne. Mit der Zeit nimmt seine Sorge ab, und seine Rückmeldungen an mich werden von einem eher erstaunten Tonfall begleitet. Daher entscheide ich mich, den Reaktionen des Pferdes vermehrt Aufmerksamkeit zu schenken: „Viola schaut zu Ihnen rüber und bewegt die Ohren hin und her, um Ihnen zuzuhören." „Die versteht mich doch gar nicht!" Ich erkläre ihm, dass das Pferd an seinem Tonfall herausfinden könne, ob er es gut mit ihm meine. Herr P. ist zunächst irritiert und fragt, was er denn jetzt machen solle. „Viola ist ruhig und scheint zufrieden zu sein. Sie können einfach weiter putzen." In den folgenden Wochen beginnt er vermehrt, mit der Stute zu reden, wenn er beobachtet, dass sie mit ihren Ohren spielt. Die Reak-

tionen des Pferdes führen nicht mehr dazu, dass er Sorge entwickelt und aus dem Kontakt gehen will. Herr P. entwickelt Neugierde dafür, was das Pferd „so alles macht", und berichtet mir aufgeregt von seinen Beobachtungen. Nach vier Monaten fragt er erstmals, ob er Viola von der Weide in den Stall führen könne.

Pädagogin und Klient in direkter Interaktion – Pferd in einer passiven, nicht direkt einbezogenen Position

Nimmt diese Interaktionskonstellation im Beziehungsdreieck dauerhaft großen Raum ein, stellt sich die Frage, ob der Einsatz des „teuren" Pferdes gerechtfertigt ist. Wird dem Pferd keine aktive Rolle zugeschrieben, kann es seine Ressourcen nicht einbringen. Darüber hinaus fällt es vielen Pferden schwer, ihre Leistungen abzurufen, wenn sie immer wieder über längere Zeit aus dem Interaktionsgeschehen ausgeschlossen sind. Sie „schlafen ein" oder versuchen, sich dem Gehorsam zu entziehen.

Weist die Pädagogin dem Pferd eine eher passive Rolle zu und fordert sie einen hohen verbalen Austausch vom Kind ein, verliert dieses oftmals das Interesse am Pferd, da kindliche Entwicklungsmotoren wie Neugier und Freude am Experimentieren begrenzt werden. Hingegen nehmen Erwachsene Einladungen auf die Gesprächsebene und die Vermeidung des aktiven Umgangs mit dem Pferd häufig gerne an. Auf der Ebene des verbalen Gesprächs fällt es ihnen leichter, die Kontrolle über das Geschehen sicherzustellen und so irritierende Momente im Kontakt mit dem Pferd zu vermeiden.

Die Pädagogin sollte die Zeiten, in denen das Pferd eine passive Rolle einnimmt, begrenzen. Die kurzen Phasen des Dialogs mit dem Klienten ohne Einbezug des Pferdes kann sie nutzen, um Impulse beizusteuern, Erleben zu intensivieren oder auf die Metaebene einzuladen. Lange Erklärungen führen von der Umsetzung der Ideen am Pferd weg. Ziel sollte es sein, einen rhythmischen Wechsel zwischen dem nonverbalen Dialog zwischen Klient und Pferd und dem Dialog zwischen Klient und Pädagogin aufzubauen. Themen, die sich am Pferd ergeben und die viel Raum benötigen, werden in die Praxis verlegt oder am Ende der Stunde ohne Pferd besprochen. Die Pädagogin kann so mit dem Klienten in Ruhe sortieren, den Prozess am Pferd reflektieren und den Transfer in den Alltag beleuchten. Durch die Ausrichtung an der

Zielvorstellung erfährt diese Reflexion für den Klienten Sinn. Dies erhöht die Motivation, den Dialog konstruktiv zu gestalten.

Bei einem Vergleich zweier Fallbeispiele wird deutlich, dass diese Konstellation im Beziehungsdreieck eine unterschiedliche Bedeutung einnimmt.

FALLBEISPIELE

Frau W. – Auswirkungen auf den Alltag

Für Frau W. ist es für den weiteren Prozessverlauf wichtig, mit mir ohne Einwirkung des Pferdes über die Auswirkungen ihres Veränderungswunsches in ihrem Familiensystem zu sprechen. Erst als sie diese Frage für sich geklärt und ihren Ehemann eingebunden hat, kann sie das Interaktionsgeschehen am Pferd zielorientiert nutzen. Die Dialoge in den Stunden am Pferd gestalte ich auf dieser Grundlage kurz und klar auf ihr Ziel ausgerichtet: die Entwicklung von Führungskompetenz und Selbstvertrauen. Die Auswirkungen auf ihren Lebenskontext prüfen wir in regelmäßigen Paargesprächen in der Praxis.

Herr P. – bloß nicht reden

Herr P. stellt schon zu Beginn der Zusammenarbeit am Pferd klar, dass er nicht mit mir reden will. Die Einführung des Dialogs zwischen ihm und mir und die Frage nach dem Transfer seiner Erfahrungen in den Alltag hätten zu diesem Zeitpunkt Störungen im Prozess erzeugt. Ich reduziere meine Kontakte zu ihm auf konkrete Hilfestellungen für den Umgang mit dem Pferd und halte unsere Dialoge kurz. Ich muss Geduld aufbringen, bis der Klient den Kontakt mit mir aushalten kann. Er beginnt, Dialoge mit dem Pferd aktiv zu gestalten, und spricht mit Viola. Die Stute bleibt entspannt, fordert nichts ein und gibt sehr dosierte Rückmeldungen. Durch diese Erfahrung wird seine Unsicherheit vermindert, und seine Anspannung sinkt. Herr P. führt mit mir kurze Dialoge über das Verhalten des Pferdes und trainiert so eine positiv gerichtete Kommunikation. Eine Betonung des Dialogs zwischen ihm und mir unter Ausblendung des Pferdes wird jedoch noch für lange Zeit eine Überforderung darstellen.

Pferd, Pädagogin und Klient in direkter Interaktion

Diese Konstellation fordert alle Beteiligten in hohem Maße heraus, sich aufeinander zu beziehen. Viele Ziele können nur erreicht werden, wenn alle drei Interaktionspartner sich gleichzeitig aktiv am Geschehen beteiligen. Dabei ergeben sich in der Triade mit Pferd zwei Ebenen in der Kommunikation. Das Pferd kommuniziert nonverbal und muss verbale Anteile nicht einbringen oder einfordern. Die verbale Ebene ist auf die Interaktion zwischen Pädagogin und Klient beschränkt. Unterlegt ist der verbale Austausch im Zweierkontakt von der nonverbalen Interaktion der Triade. Dadurch ergibt sich eine Gleichzeitigkeit des Zweierdialogs auf der verbalen und des Dreierdialogs auf der nonverbalen Ebene. Die Pädagogin richtet ihre Aufmerksamkeit auf der verbalen Ebene ganz auf den Klienten aus. Auf der nonverbalen Ebene eröffnen sich die bereits beschriebenen Lernchancen der Triade.

In dieser Dreieckskonstellation werden grundsätzlich drei Situationen unterschieden, die für die Prozesssteuerung von Bedeutung sind.

Umgang mit dem Pferd am Boden

Beim Umgang mit dem Pferd vom Boden aus und beim Putzen bedarf es der Abstimmung, um eine Aufgabe gemeinsam zu lösen. Will der Klient das Pferd beim Putzen umdrehen, muss er sich absprechen, damit die Pädagogin seinem Vorhaben nicht entgegenwirkt. Die Reaktionen des Pferdes werden gemeinsam beobachtet und gegebenenfalls besprochen. In der Situation am Boden muss der Klient einen aktiven Beitrag leisten, damit Interaktionen mit dem Pferd entstehen. Ist es dem Klienten nicht wichtig, die Aufgabe zu lösen, kann er der Interaktion in der Triade leicht ausweichen und sich entziehen. Es ergeben sich dadurch wenige Konsequenzen, die ihn körperlich in Gefahr bringen oder ihn beim Verlassen der Situation unausweichlich mit den Reaktionen des Pferdes konfrontieren.

Sitzen auf dem geführten Pferd

Sitzt der Klient auf dem Pferd, das von der Pädagogin geführt wird, sind alle drei Beteiligten schon durch die sich daraus ergebenden Aufgaben enger aneinander gebunden und aufeinander angewiesen. Das Pferd leistet durch das Tragen und die Rhythmisierung einen ersten Beitrag für eine gelingende Abstimmung, ohne dass der Klient auf der bewussten Ebene in der Interaktion aktiv werden muss. Auf dieser Basis baut die Pädagogin einen Dialog mit dem Klienten über die Reaktionen des Pferdes auf und bietet weitere Aufgaben an. Das Pferd meldet zeitnah Veränderungen zurück, die dann wieder in den Dialog einfließen. Der Klient wird in dieser Situation stärker als am Boden mit der Frage der Kooperationsbereitschaft konfrontiert. Eine Verweigerung hat beispielsweise unmittelbare Auswirkungen auf seine Sicherheit auf dem Pferderücken. Gleichzeitig nimmt die Pädagogin auf Störungen in der Kommunikation zwischen Klient und Pferd direkt ausgleichenden Einfluss. Sie leistet so einen Beitrag zur Sicherheit und zum Gelingen der Aufgabe.

FALLBEISPIEL

Jan – ein abgestimmter Dialog zu dritt
Jan, das Pferd und ich balancieren unsere Interaktionen zu dritt immer selbstverständlicher aus. Jeder verknüpft die Rückmeldungen der beiden anderen Dialogpartner miteinander und stellt sein Handeln darauf ein. Das Pferd reagiert sowohl auf meine Hilfen als auch auf Jan. Der Klient fühlt sich in das Bewegungsangebot des Pferdes ein und spricht sich mit mir ab, wie das Pferd für sein Vorhaben laufen müsse. Ich nehme Jans Rückmeldungen im Dialog mit dem Pferd auf und lasse Jan dann Raum zum Experimentieren. Keiner der Beteiligten drängt sich in den Vordergrund, unterdrückt den Beitrag des anderen oder versucht, eine Koalition gegen den Dritten zu organisieren.

Freies Reiten

Die größte Herausforderung, Interaktionen im Beziehungsdreieck miteinander abzustimmen, ergibt sich im freien Reiten. Die Pädagogin steht über die Longe oder den Zügel nicht mehr in direkter Verbindung zum Pferd. Sie nimmt nur noch über ihre Stimme und die Position ihres Körpers Einfluss.

Sendet der Klient unklare oder zu Gefahren führende Signale an das Pferd, sind ihre Möglichkeiten des Einschreitens begrenzter. Der Klient trägt ein hohes Maß an Verantwortung für den Dialog und wird unmittelbar mit den Konsequenzen seines Verhaltens konfrontiert. Es hat Auswirkungen, wenn er die Anweisungen der Pädagogin ignoriert. Er erhält dann weniger Hilfestellungen für die Gestaltung des Dialogs mit dem Pferd. Steigt er in der Triade aus der Kooperationsbereitschaft aus, meldet das Pferd dies deutlich zurück. Ein Sichentziehen ist dauerhaft nur möglich, wenn der Klient vom Pferd absteigt, was jedoch ebenfalls eine Absprache erfordert. Die Prozessgestaltung im freien Reiten ist nachzulesen bei Pauel (2005).

Der Dialog zu dritt besteht aus einem schnellen Wechsel zwischen beobachtender Zurückhaltung und aktiver Einflussnahme. Für eine kurze Zeit geht einer der Interaktionspartner in die Führung und steuert Impulse bei, um dann den anderen Raum zu geben, die Impulse zu beantworten und eigene Ideen beizusteuern. Nur wenn sich alle aktiv einbringen und gleichzeitig bereit sind, den anderen Raum zu geben, gelingt das Wechselspiel im Dialog zu dritt.

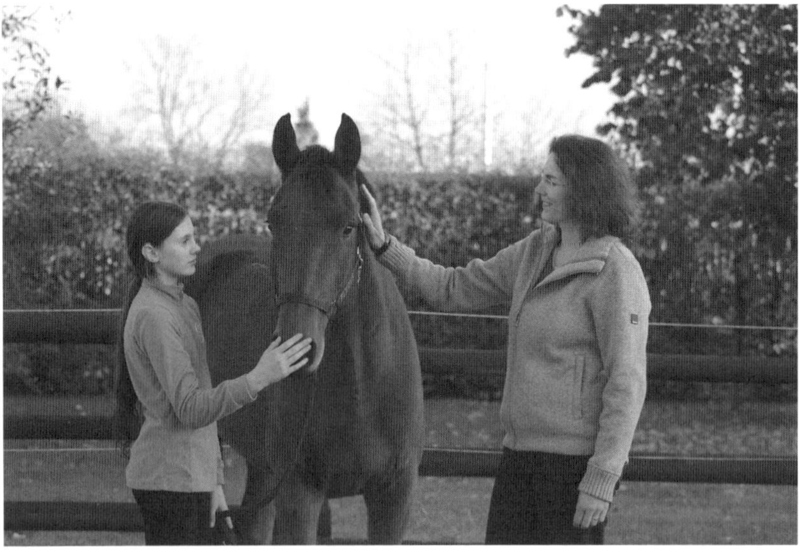

Pferd, Pädagogin und Klient ohne direkte Interaktion

Diese Konstellation sollte in einem positiv gerichteten Prozess die Ausnahme darstellen. Wenden sich alle drei Interaktionspartner dauerhaft voneinander ab, treten die notwendigen Rückkopplungsprozesse für die Einleitung von Veränderungsschritten nicht ein. In den Dreierkonstellationen zwischen Menschen geschieht es häufig, dass ein Konflikt zwischen zwei Interaktionspartnern dazu führt, dass alle Beteiligten aus dem Kontakt gehen. Durch Kränkungen, Missverständnisse und Verwicklungen ist das Anknüpfen an positiv gerichtete Interaktionserfahrungen erschwert. Um einer solchen Entwicklung vorzubeugen, üben die Interaktionspartner den Wechsel zwischen Kontaktpausen und der Wiederaufnahme des Dialogs. Beim Putzen der Pferde zur Vorbereitung auf das Reiten lässt sich gut beobachten, wie alle Beteiligten zeitweise ohne direkte Interaktion miteinander agieren. Die Reiter unterhalten sich untereinander, die Pädagogin wendet sich einem anderen Kind zu, und das Pferd steht angebunden in der Stallgasse. In dieser Situation übt der Klient, die Interaktion mit dem Pferd und der Pädagogin nach einer Pause wieder aufzunehmen.

Die Triade mit Pferd zeichnet sich dadurch aus, dass die Pädagogin die Abstimmung mit dem Pferd im Vorfeld trainiert und Anknüpfungen an den Dialog dadurch jederzeit sichergestellt sind. Der Klient wird damit konfrontiert, dass er durch die Verweigerung des Dialogs die positiv gerichtete Interaktion zwischen Pädagogin und Pferd nicht unterbrechen kann. Zwei Interaktionspartner der Triade bleiben stabil und verlässlich miteinander im Kontakt. Die Pädagogin thematisiert die Möglichkeiten des Dialogs dadurch, dass sie die Interaktion mit dem Pferd nicht beendet, wenn es schwierig wird. Durch dieses Modell lädt sie den Klienten ein, sich der Aufgabe zu stellen, nach einem Kontaktabbruch die Verantwortung für seinen Anteil an den entstandenen Schwierigkeiten zu übernehmen und an den Dialog anzuknüpfen.

Ausweitung auf den Gruppenkontext

Im Alltag leben Klienten nicht in „besonderen" Triaden, in denen sie einen stabilen Rahmen für das Erproben einer konstruktiven Dialoggestaltung vorfinden. Sie müssen über Verhaltensstrategien für schwierige Interaktionsmomente zwischen Menschen verfügen, um Beziehungen positiv gerichtet zu gestalten. Daher ist es wichtig, diese Realität gerade in der Arbeit mit Kindern und Jugendlichen in der pferdegestützten systemischen Pädagogik durch Gruppenangebote abzubilden.

Kompetenzen, die sich im Kontakt zwischen der Pädagogin, dem Kind und dem Pferd zeigen und entwickeln, benötigt das Kind auch für die Beziehungsgestaltung zu den anderen Kindern der Gruppe. Oftmals bedarf dieser Transfer einer aktiven Unterstützung durch die Pädagogin. Interventionsformen in Gruppenprozessen stellen ein umfassendes, eigenes Thema dar. Daher werden an dieser Stelle einige exemplarische Interventionen, die der Pädagogin zur Verfügung stehen, skizziert:

- Sie verlangsamt den Prozess und unterstützt die Kinder dabei, die Sachlage zu erfassen, indem sie die unterschiedlichen Sichtweisen erfragt und jedes Kind einzeln erzählen lässt, welchen Standpunkt es vertritt.
- Sie teilt ihre Beobachtungen zu den Ressourcen der Kinder mit und gibt Hinweise, wie daraus eine Lösung entstehen könnte.
- Sie verbalisiert die Auswirkungen von Verhaltensweisen und benennt damit verbundene Schwierigkeiten klar.
- Sie verzichtet in Eskalationen darauf, einseitig Partei zu ergreifen und so ein Opfer-Täter-Bild der Kinder zu unterstützen. Sie versteht sich als Vermittlerin, die sich darauf ausrichtet, die Rollen- und Verantwortungsbereiche zu klären.
- Sie führt Situationen herbei, in denen die Kinder miteinander in den Kontakt und die Kooperation gehen müssen. Dafür eignen sich beispielsweise beim Voltigieren Partnerübungen auf dem Pferd.
- Sie lässt den Kindern Freiräume für das Austragen von Konflikten und greift gezielt dann ein, wenn sich chronische, destruktiv ausgerichtete Konflikte abzeichnen.

ZUSAMMENFASSUNG

- In der Triade zwischen Pädagogin, Pferd und Klient wird die Bezogenheit auf mehrere Interaktionspartner bei gleichzeitiger Wahrung der Autonomie erprobt.
- Durch den Einsatz des Pferdes, das weniger als der Mensch Gefahr läuft, destruktive Interaktionsbeiträge einzubringen, entsteht eine „besondere" Triade.
- Durch die Beobachtung des Dialogs zwischen Pädagogin und Pferd erhält der Klient ein Modell für die Interaktionsgestaltung. Davon gehen bestätigende und irritierende Impulse aus.
- Die Pädagogin gestaltet die Interaktion mit dem Pferd bewusst. Sie ist in der Lage, ihre Interaktionen mit dem Pferd zu reduzieren, emotionale Anteile zu dosieren und Aufgabenstellungen an das Pferd zu timen.
- Die Pädagogin strukturiert ihre Beobachtungen und meldet diese dosiert, klar und kurz zurück. Sie überlagert durch ihre Rückmeldungen das nonverbale Geschehen am Pferd nicht.
- Ihre Beobachterposition nutzt die Pädagogin zur Unterstützung des Kontakts zwischen Klient und Pferd.
- Die Pädagogin begrenzt die Zeiten, in denen das Pferd eine passive Rolle einnimmt. Ziel ist der Aufbau eines rhythmischen Wechsels zwischen dem nonverbalen Dialog zwischen Klient und Pferd und dem Dialog zwischen Pädagogin und Klient.
- In der direkten Interaktion aller drei Beteiligten entsteht die Gleichzeitigkeit eines Zweierkontakts auf der verbalen und eines Dreierkontakts auf der nonverbalen Ebene.
- Beim freien Reiten entsteht für den Klienten die größte Notwendigkeit, sich gut mit dem Pferd und der Pädagogin abzustimmen. Verweigert er den Dialog, wird er direkt mit den Auswirkungen konfrontiert.
- Der Dialog zu dritt besteht letztendlich aus einem schnellen Wechsel zwischen beobachtender Zurückhaltung und aktiver Einflussnahme.

Literaturtipp

Pädagogisches Handeln kann auf der Grundlage unterschiedlicher theoretischer Konzepte gestaltet werden. Literatur zu verschiedenen Ansätzen und der Arbeit mit verschiedenen Zielgruppen finden sich bei: Gäng 2009a; 2009b; 2010; 2011; Kröger 2005; Kupper-Heilmann 1999; Pietrzak 2007; FAPP/DKThR 2005; DKThR 2005a; 2005b; 2005c.

7 Auftragsklärung

Bevor mit der Planung und Durchführung eines pferdegestützten systemischen Angebots begonnen werden kann, hat die Pädagogin mit dem Klienten ausführlich den Auftrag und die damit verbundene Zielsetzung zu klären. Eine veränderungsorientierte Zusammenarbeit entsteht erst, wenn der Klient als Kunde sein Anliegen formuliert und aktiv zur Mitarbeit bereit ist. Klienten tragen ihr Anliegen jedoch oftmals in Form von Klagen vor. Sie geben keine konkreten Veränderungsziele an und erwarten, dass andere für die Problemlösung aktiv werden. Oder sie kommen ohne eigenes Anliegen und berichten, dass die anderen denken, sie müssten sich verändern. Verzichtet die Pädagogin zu Beginn auf die Erarbeitung einer zielorientierten Veränderungsmotivation, arbeitet sie ohne Auftrag. Dies führt in der Regel dazu, dass sie einen größeren Einsatz an Zeit, Energie und Engagement einbringt als der Klient selbst. Zudem bestärkt sie den Klienten in seiner klagenden oder besuchenden Position. Durch die Klärung des Auftrags werden erste Schritte entwickelt,

- sich auf Kontaktangebote einzulassen,
- die Beiträge aller Beteiligten zu achten,
- konkrete, positiv formulierte Ziele zu benennen,
- die Verantwortung für den eigenen Beitrag im Veränderungsprozess zu übernehmen,
- die Auswirkungen des eigenen Handelns zu prüfen sowie
- an einem Transfer in den Alltag aktiv mitzuarbeiten und andere darin zu unterstützen.

Phasen der Auftragsklärung

Phase 1: Gestaltung von Kontaktmomenten, Sammlung von Informationen

- Einholen von Informationen durch Signale des Interesses für die Themen und Sichtweisen des Klienten
- Erfragen des Wertesystems und der Zielvorstellungen
- Sichtbarwerden und Benennen von Gemeinsamkeiten und Unterschieden
- Gestalten von Kontaktmomenten während des gesamten Prozesses; insbesondere dann, wenn sich Störungen in der Beziehungsgestaltung und der Zusammenarbeit bemerkbar machen

Phase 2: Überprüfung der Veränderungsmotivation

- Lenkung der Aufmerksamkeit auf Momente, in denen sich eine konstruktive, verantwortungsvolle Zusammenarbeit zeigt
- Thematisieren der Übernahme von Verantwortung für Veränderung und Offenlegen der Folgen bei einer Verweigerung der Verantwortungsübernahme
- Herausarbeiten eines Konsens bzgl. eines übergeordneten, realistischen Ziels und eines ersten Zwischenschritts

Phase 3: Überprüfung der Auswirkungen des Ziels

- Betrachten von Ambivalenzen hinsichtlich
  - des eigenen inneren Befindens
  - anderer Themen und Bedürfnisse
  - der Bedürfnisse des Pferdes und der Pädagogin
  - der Erwartungen des sozialen Umfelds
- eventuelle Anpassung der Zielformulierung

Phase 4: transparente Konkretisierung der Umsetzung

- Benennen des Fernziels und der Zwischenschritte
- Benennen der Aufgabenverteilung und der Verantwortung
- Herausarbeiten der Unterstützungsmöglichkeiten durch das Pferd
- Benennen der Organisation der Zusammenarbeit

Phase 5: Reflexion der Zusammenarbeit

- Wurden alle gehört?
- Tragen alle die Vereinbarung mit?

- Was war in der Zusammenarbeit hilfreich?
- Was sollte sich in der Zusammenarbeit verändern?

Phase 6: Beginn des Angebots – Beobachtungsphase
- Welche Verhaltensweisen sind als Ressource verankert?
- Welche Verhaltensweisen werden gezeigt, sind aber noch nicht als Ressource bewusst verankert?
- Welche Verhaltensweisen werden nicht gezeigt und sollten als nächster Entwicklungsschritt erlernt werden?
- Welche Verhaltensweisen führen zu Störungen im Beziehungs- und Lernprozess und sollten begrenzt werden?

Phase 7: Bilanzgespräch – Konkretisierung des Auftrags
- Welches Ziel wurde bereits erreicht?
- Welche Ziele sind noch offen?
- Haben sich neue Ziele oder andere Prioritäten ergeben?
- Wie zufrieden ist jeder mit der Zusammenarbeit?
- Nimmt jeder seine Rolle und Verantwortung wahr?
- Was konnte schon im Alltag umgesetzt werden?
- Welche Auswirkungen haben die Veränderungen?

Die Auftragsklärung begleitet den gesamten Prozess wie ein roter Faden und knüpft dabei immer an die Erfahrungen und die Umsetzungsmöglichkeiten am Pferd an. So entsteht ein rahmender, den Prozess begleitender Dialog über die Ziele, den Konsens, die Übernahme von Verantwortung und die Überprüfung der Auswirkungen.

Im folgenden Fallbeispiel eines Erstgesprächs ist neben den theoretischen Erläuterungen in Klammern eingefügt, welche Intention ich mit meiner Intervention verfolge.

FALLBEISPIEL

Familie S. – erste Schritte in der Zusammenarbeit

Ausgangssituation: Janniks Mutter erzählt mir am Telefon, der Direktor der Schule habe ihr mitgeteilt, dass Jannik (10 Jahre) seine sozialen Auffälligkeiten (Beleidigungen, Schlagen, Abhauen, Stören des Unterrichts) einstellen müsse.

Er könne sonst nicht länger auf der Schule bleiben. Sie möchte, dass er am Therapeutischen Reiten teilnimmt, um sein Sozialverhalten zu verbessern. Frau S. kommt zum Erstgespräch mit ihrem Mann.
Im Erstgespräch bitte ich Janniks Eltern, mir zu erzählen, wo sie leben, ob Jannik Geschwister hat und wie ihr Alltag aussieht. Beide Elternteile beteiligen sich am Austausch allgemeiner Informationen über ihre Familie. Die Überleitung zur Besprechung ihres Anliegens gestalte ich durch Informationen zu meiner Arbeitsweise und den Besonderheiten in der Arbeit mit Pferden. Ich weise darauf hin, dass es heute darum gehe, miteinander zu besprechen, was sie als Familie verändern möchten und wie ich sie dabei möglichst optimal unterstützen könne *(Gestaltung von Kontaktmomenten – Transparenz – Hinweis auf die Rollenverantwortung der Pädagogin).*

Konzeptioneller Hintergrund: Um Klienten als Kunden zu gewinnen, sollte die Pädagogin mit jedem Gesprächsteilnehmer Kontaktmomente gestalten und die individuelle Sichtweise in Erfahrung bringen. Durch Fragen zum Anliegen und den damit verbundenen Wünschen nach Veränderung erhält sie Informationen über die Veränderungsmotivation. Sie fokussiert dabei auf die Gemeinsamkeiten und Unterschiede hinsichtlich der Beschreibungen und Erwartungen.

Gesprächsausschnitt: I.U.: „Wer hatte die Idee, Unterstützung anzufragen?" *(Informationen zur Veränderungsmotivation)*
Mutter: „Ich versuche schon lange, meinen Mann zu überzeugen, dass etwas passieren muss. Jannik benimmt sich unmöglich. Er lässt sich nichts sagen und hält sich nicht an Regeln. Jetzt droht er von der Schule zu fliegen."
I.U.: „Dass Sie heute beide hier sind, zeigt, dass Sie Ihren Sohn unterstützen wollen, auf der Schule bleiben zu können. Herr S., was ist Ihr Wunsch an dieses Gespräch?" *(Informationen zur Veränderungsmotivation des Vaters – Ansprechen der elterlichen Ressource)*
Vater: „Meine Frau hat darauf bestanden, dass ich mitkomme. Sie dramatisiert alles."
I.U.: „Sie haben unterschiedliche Ansichten zur Größe des Problems? Nehmen wir mal an, null wäre ‚Es gibt kein Problem' und zehn wäre ‚Das Problem ist sehr groß' – wie sehen Sie das?" *(Unterschiede werden beachtet/konkretisiert.)*
Vater: „So bei zwei. Jannik hat seinen eigenen Kopf und macht Blödsinn. Ich war als Kind auch so, das legt sich, wenn er größer wird."
Mutter: „Zehn. Jannik benimmt sich schon lange unmöglich, man kann nicht abwarten."

I.U.: „Wie sieht Jannik die Situation mit dem Schulausschluss? Ist Ihr Sohn zufrieden?" *(Einführen der Perspektive des Kindes und der Erwartungshaltung der Schule)*
Mutter: „Nein, er ist oft wütend, und das Gespräch mit dem Direktor hat ihn hart getroffen. Erst hat er getobt, es sei ihm egal. Abends im Bett hat er geweint."
I.U.: „Was glauben Sie, Herr S., wie geht es Ihrem Sohn?"
Vater: „Nicht gut, aber er hat sich das selber eingebrockt. Er muss jetzt mit den Folgen leben."
Mutter: „Das kann er nicht, und du schaust immer weg. Jannik findet da selber nicht mehr raus."
Vater: „Ich komme mit Jannik gut klar, auf mich hört er. Wenn du nicht immer an ihm rumkritisieren würdest, gäbe es auch nicht so viel Streit."
I.U.: „Ist es richtig, dass Sie alle, auch Ihr Sohn, aus unterschiedlichen Gründen mit der Situation nicht zufrieden sind?" *(Fokussierung auf den wahrgenommenen Konsens, auch wenn die Beweggründe unterschiedlich sind)*
Mutter: „Ja, es muss sich etwas ändern."
Vater: „Gut wäre das schon, wenn es nicht so viel Streit gäbe."
I.U.: „Wenn Sie es gemeinsam, alle drei, mit oder ohne Unterstützung von außen – das ist ja noch nicht klar – schaffen würden, dass es weniger Streit gäbe und Ihr Sohn auf der Schule bleiben könnte, würden Sie sagen, ja, die Anstrengung hat sich gelohnt?" *(Einführung der Notwendigkeit der eigenen Anstrengung und der Möglichkeit, Veränderungen aus eigener Kraft gestalten zu können)*
Mutter: „Ja, das wird schwer, aber es wäre schön."
Der Vater nickt zustimmend.

Konzeptioneller Hintergrund: In allen Formen sozialen Zusammenlebens und selbst in der Organisation der eigenen inneren Stimmen muss ein Minimalkonsens ausgehandelt werden, um Ziele zu erreichen. Lässt sich für Sichtweisen, Anliegen und Aufträge kein von allen getragener Kompromiss finden, benennt die Pädagogin dies und gibt die Verantwortung für den Umgang damit an die Klienten zurück (Stierlin 2003). Mit Unterstützung der Pädagogin sammeln sie so erste Erfahrungen im konstruktiven Umgang mit Unterschieden. In der Folge lassen sie sich leichter auf neue Perspektiven ein und übernehmen Verantwortung für das Aushandeln gemeinsamer Aufträge.

„Der Regelfall ist, dass die Erwartungen zwischen den Klienten beziehungsweise Kunden und zwischen den anwesenden oder nichtanwesenden Überweisern unterschiedlich und oft kontrovers sind. Diese Diskrepanzen müssen als erstes geklärt und ausgehandelt werden – andernfalls gerät der Berater in

Zwickmühlen, Dilemmata, da er mit unlösbaren Aufträgen konfrontiert ist" (Schweitzer/von Schlippe 1998, 148).

Gesprächsausschnitt: I.U.: „Sie vertreten unterschiedliche Sichtweisen bzgl. des Verhaltens Ihres Sohnes, wünschen sich beide weniger Streit. Mir ist noch nicht klar, welche Erwartung Sie an mich haben und wie Sie sich Ihre Mitarbeit vorstellen. Bevor ich darauf zurückkomme, würde mich noch interessieren, was Sie glauben, wie Ihr Leben in einem Jahr aussähe, wenn alles beim Alten bliebe?" *(Hinweis, dass es unterschiedliche Auffassungen, aber auch einen ersten Konsens gibt, Rückmeldung, dass ihre Mitarbeit notwendig ist, Prüfen von Auswirkungen nach innen)*
Mutter: „Das mag ich mir nicht vorstellen. Jannik ginge auf eine Sonderschule, würde seinen besten Freund verlieren und mit all den anderen schwierigen Kindern nur noch mehr schlechtes Benehmen lernen."
I.U.: „Ah, Sie haben Sorge, dass alles noch schlimmer werden würde, vor allem wenn Jannik die Schule verlassen müsste. Wie sähe die Entwicklung aus Ihrer Sicht aus (an den Vater gerichtet), wenn Jannik von der Schule fliegen würde?"
Vater: „Er braucht einen guten Schulabschluss. Ich habe mein Abitur auf dem zweiten Bildungsweg gemacht, das war sehr anstrengend. Dass Jannik nicht mehr auf eine ordentliche Schule geht, geht nicht."
I.U.: „Die Schule hat zurückgemeldet, dass Jannik sein Verhalten ändern muss. Da ist für Sie ein Punkt erreicht, an dem Sie eingreifen. Habe ich Sie da richtig verstanden?" *(Ausrichtung auf die von außen gesetzte Erwartung, Betonung des aktiven Handelns des Vaters)*
Vater: „Ja, das geht nicht. Ich war auch frech und wollte mich nicht anpassen. Aber von der Schule geflogen bin ich nicht."
I.U.: „Ich habe verstanden, dass Sie als Eltern von Jannik erwarten, dass er jetzt an seinem Verhalten arbeitet. Wollen Sie nicht mehr warten, bis er von selbst vernünftig wird? Das könnte ja passieren, nur ist es für die Schule dann vielleicht zu spät." *(Einführen der elterlichen Verantwortung, klare Erwartungen an die Kinder zu stellen)*
Mutter: „Ja, das muss er jetzt einsehen."
Der Vater nickt zustimmend.
I.U.: „Ihre Entschlossenheit ist ein starkes Signal für Jannik. Er hat Eltern, die sich sorgen und ihrer Verantwortung hinsichtlich seiner Schullaufbahn nachkommen. Nehmen wir an, der Direktor würde von Ihrer Haltung erfahren – würde er dies als Schritt in die richtige Richtung werten?" *(Fokussierung auf die Stärke, gemeinsam die elterliche Verantwortung wahrzunehmen, Prüfen der Auswirkungen nach außen)*

Vater: „Der hat wenig Verständnis für eigenwillige Kinder. Wenn wir dafür sorgen würden, dass Jannik sich mehr anpassen würde, wäre er zufrieden."
I.U.: „Ihnen ist es wichtig, dass Jannik kein vollkommen angepasster Junge wird?" *(Bedürfnisse haben einen Platz)*
Vater: „Ja, zum Hampelmann soll er nicht werden."
I.U.: „Das ist ein wichtiger Hinweis. Jannik soll er selbst bleiben und gleichzeitig lernen, nicht mehr so viel Quatsch zu machen, damit er nicht von der Schule fliegt. Wäre das ein positives Ziel, das Sie unterstützen würden?" *(Konsens erfragen)*
Vater: „Ja, das wäre gut."
Die Mutter nickt zustimmend.
I.U.: „Frau S., was glauben Sie würde die Schule dazu sagen?" *(Prüfen der Auswirkungen nach außen)*
Mutter: „Die würden merken, dass wir wollen, dass Jannik bleibt. Ich will ja auch nicht, dass Jannik unterdrückt wird. Aber er muss sich auch anpassen können."
I.U.: „Wenn Sie Ihren Sohn unterstützen würden, eine Balance zwischen Eigenwilligkeit und Anpassung zu finden, das wäre gut?"
Mutter: „Ja, wenn das ginge."
I.U.: „Bei einer so klaren Haltung – ‚Du sollst eigenwillig bleiben dürfen, aber du musst auch lernen, dich anzupassen' – erfährt Jannik, dass Sie ihn mögen und ihm zutrauen, dass er sich verändern kann. Was würde Jannik dazu sagen?" *(Hereinholen der Perspektive des Kindes unter dem Gesichtspunkt der elterlich klaren Haltung)*
Mutter: „Der würde wieder motzen. Aber ich glaube, ihm geht es oft nicht gut und da wäre er insgeheim froh, wenn wir uns mehr kümmern würden."
Vater: „Der kann ruhig motzen, beschlossen ist beschlossen."
I.U.: „Jetzt habe ich mir ein Bild davon machen können, wie ernst Sie Ihre elterliche Aufgabe nehmen und welche gemeinsamen und unterschiedlichen Sichtweisen Sie vertreten. Auf der Grundlage können wir besprechen, wie ich Sie gut unterstützen kann. Vorher würde ich jedoch gerne mehr darüber erfahren, was Jannik sich bewahren sollte." *(Stärkung der elterlichen Position, Ressourcenorientierung)*

Intervention: Es folgt ein Gespräch über die Ressourcen von Jannik und was seine Eltern an ihm schätzen. Weichen die Eltern auf eine Defizitbeschreibung aus, unterbreche ich sie freundlich und verweise darauf, dass ich zunächst Informationen darüber benötigen würde, was bewahrt werden solle. Auf die Fähigkeiten, die Jannik noch entwickeln müsse, würden wir anschließend zu sprechen kommen *(Einführung der Verantwortung der Pädagogin, den Prozess zu steuern)*.

Konzeptioneller Hintergrund: Kinder erfahren ohne einen Konsens der Eltern keine klare Führung und befinden sich in einem Loyalitätskonflikt. Für Jannik würde dies bedeuten, dass er am Pferd seine Eigenwilligkeit betonen müsste, um seinem Vater nahe zu sein. Für seine Mutter müsste er sich anpassen und an Regeln halten. Erst wenn die Eltern eine klare, gemeinsame Erwartungshaltung entwickeln, welche Fähigkeiten das Kind erlernen soll, kann die Pädagogin zielführend mit dem Kind arbeiten (Gammer 2007). Die Eltern tragen die Verantwortung dafür, ihre Erwartungen gegenüber dem Kind offenzulegen. Die Pädagogin sollte im Kontakt mit dem Kind auch seine Sichtweise erfragen und mit ihm besprechen, wie es die Zeit und die Unterstützung nutzen könnte. Gerade in einem Zwangskontext, wie ihn Jannik erfährt, ist es hilfreich, die Vor- und Nachteile, die eine Einwilligung in die Zusammenarbeit mit sich bringen würde, zu beleuchten.

„Es geht darum, Ziele zu finden, die spezifisch, realistisch und erreichbar sind. Außerdem sollten Ziele möglichst positiv und nicht negativ formuliert werden. Meistens wird als ein solches Ziel ein konkretes neues Verhalten definiert" (Gammer 2007, 199f).

Konzeptioneller Hintergrund: Werden Pferde in der pädagogischen Arbeit eingesetzt, grenzt die Pädagogin ab, welcher Auftrag am Pferd überhaupt umsetzbar ist. Pferde unterstützen Klienten weder dabei, die Schulleistungen zu verbessern noch lösen sie Paarprobleme. Sie stellen einen Erfahrungsraum zur Verfügung, in dem der Klient seine motorischen, emotionalen und kognitiven Kompetenzen erweitern kann. Die neu erworbenen Fähigkeiten kann er in den Alltag transferieren und wird damit in die Lage versetzt, Lösungen für seine Schwierigkeiten zu finden. Die beiden Bausteine des Prozesses, Einüben neuer Kompetenzen und Transfer in den Alltag, müssen klar benannt und voneinander abgegrenzt werden.

Gesprächsausschnitt: I.U.: „Sie haben ein gemeinsames Ziel. Ihr Sohn soll er selbst bleiben dürfen und lernen, sich besonders in der Schule an Regeln zu halten. Wie könnte ein erster Schritt aussehen, und wie könnte ich Sie dabei unterstützen?" *(Konkretisierung)*
Mutter: „Ja, da wird es schwierig. Vielleicht, dass Jannik die Termine bei Ihnen wahrnimmt. Er wird bei Ihnen versuchen wegzulaufen."
I.U.: „Dass Sie als Eltern dafür sorgen, dass er kommt und auch bleibt?"
Mutter: „Da sehe ich schon die ersten Probleme. Der wird nicht freiwillig kommen."

I.U.: „Nehmen wir mal an, Sie beide würden so wie im Moment als Team zusammenarbeiten. Was könnten Sie tun?" *(Anknüpfen an die Ressourcen der Eltern, Verantwortung bei den Eltern belassen)*
Vater: „Wir reden mit Jannik, sagen ihm, so geht es nicht. Er muss hingehen."
I.U.: „Sie treten gemeinsam als Team auf und machen Jannik Ihre Haltung ruhig, aber unmissverständlich klar?"
Vater: „Ja, genau."
Mutter: „Ja, zu zweit könnte es gehen. Ich alleine habe da keine Chance."
I.U.: „Gemeinsam, ja. Vielleicht hilft es Jannik, wenn Sie auch betonen, dass er viele gute Seiten hat, die auch bleiben sollen. Er kann hier auch seine Ideen einbringen. Ich bin gespannt darauf, Ihren Sohn kennenzulernen. Was könnte er mithilfe des Pferdes lernen?"
Vater: „Das Pferd wird sich wohl nicht alles einfach so gefallen lassen. Da muss er sich auf einen anderen einstellen. So ein Tier hat ja viel Kraft und ist auch eigenwillig."
I.U.: „Es wäre also gut, wenn das Pferd Jannik etwas entgegensetzen würde und er sich einfühlen und anstrengen müsste. Gibt es noch etwas?"
Mutter: „Ich glaube, ihm wird es gefallen, das Pferd dazu zu bringen, auf ihn zu hören. Er bestimmt gerne."
I.U.: „Jannik könnte die Erfahrung machen, dass ihm das Pferd folgt, wenn er sich auf das Pferd einstellt. Wäre es gut, ihn gleich in einer Gruppe am Pferd mitmachen zu lassen, oder wäre es besser, wenn er mich und das Pferd erst mal alleine kennenlernen würde?" *(Wertschätzung des Kindes, Einbinden der Eltern in die aktive Gestaltung)*
Mutter: „Erst mal alleine, er braucht lange, bis er von sich erzählt."
I.U.: „Ihnen ist es wichtig, dass er Zeit hat, mich kennenzulernen und zu erzählen. Ich schlage vor, dass wir vier Einzeltermine vereinbaren. Sie als Eltern bringen ihn und bleiben anwesend, um dafür zu sorgen, dass er nicht abhaut. Ich nutze die Zeit, um Ihren Sohn kennenzulernen und zu erfahren, wie er mit Ihrer Entscheidung, dass er an sich arbeiten muss und mit mir zusammenarbeiten soll, umgehen will. Mich interessiert, ob er darin auch Vorteile – insbesondere in Bezug auf die Schulsituation – sieht." *(Transparenz der Arbeitsweise, was wird Ihren Sohn erwarten)*

Konzeptioneller Hintergrund: Damit die Eltern Motivation zur Mitarbeit entwickeln und ihr Kind nicht nur zur „Therapie" abgeben, wird jeder kooperative und unterstützende Beitrag gewürdigt. Es ist wichtig, den Eltern die elterliche Verantwortung nicht abzunehmen, sondern sie in der Wahrnehmung ihrer Aufgaben zu stärken. Dafür sollte die Arbeit in allen Punkten transparent gestaltet werden. Schon im Erstgespräch sollte die Pädagogin die Verantwortung für die Prozesssteuerung übernehmen, damit die Klienten eine Orientierung finden und sich auf eine positiv gerichtete Führung einlassen können. Es sollten Absprachen getroffen werden, in welcher Form Bilanzgespräche stattfinden können, um u.a. den Transfer in den Alltag gemeinsam auszuwerten. Bringt das Zugehörigkeitssystem keine Veränderungsmotivation mit und verweigert es z.B. die Unterstützung des Kindes, hat die Pädagogin mit dem Klienten oder bei Kindern mit anderen Fachpersonen (Lehrer, Erzieher) einzuschätzen, welche Ziele unter diesen erschwerten Bedingungen realistisch erscheinen. Hält sie an „optimalen Zielen" trotz fehlender Alltagsunterstützung fest, führt dies gerade bei Kindern zu einer Überforderung und zu Enttäuschungen bei allen Beteiligten.

Gesprächsausschnitt: I.U.: „Für die vier Termine habe ich eine Bitte an Sie. Sie werden ja zuschauen. Könnten Sie alles aufschreiben, was Jannik in Ihren Augen schon gut macht, wann er kooperiert und sich gut in die Zusammenarbeit einbringt? Und wo entdecken Sie Punkte, an denen Sie merken, da muss er etwas dazulernen, um das Ziel, in der Schule bleiben zu können, zu erreichen. Dann haben wir es leichter herauszufinden, was schon da ist und was noch fehlt." *(Eltern als Ressource, Einladung in eine aktive, verantwortliche Position)*
Vater: „Ich dachte, das wäre Ihre Aufgabe?"
I.U.: „Ich werde meine Punkte im Kopf sammeln und nach der Stunde ebenfalls aufschreiben. Mir ist Ihr Blick als Eltern wichtig. Sie kennen Jannik am besten und begleiten seine Veränderungsschritte im Alltag. Meine Aufgabe ist es, Sie als Eltern darin zu unterstützen, Ihren Sohn in seiner Entwicklung zu begleiten. Bei mir kann Jannik am Pferd neue Fähigkeiten üben, mit Ihnen lebt er seinen Alltag, und Sie sind seine wichtigsten Vorbilder." *(Definition der Rollen und der Verantwortung)*
Mutter: „Das ist jetzt neu für mich, dass wir so viel beitragen müssen."
I.U.: „Ist es für Sie in Ordnung, wenn wir uns die Verantwortung für unsere Zusammenarbeit teilen und Sie die wichtigsten Personen in der Unterstützung Ihres Sohnes bleiben? Ich werde meine Aufgabe, mit Jannik am Aufbau neuer Fähigkeiten zu arbeiten und mich mit Ihnen darüber auszutauschen, ernst nehmen." *(Beharrlichkeit, Einfordern einer Kundenhaltung, Klärung der Rollenverantwortung)*
Vater: „Ja, gut. Es ist ja unser Junge."
I.U.: „Ja, Sie sind seine Familie. Damit wir unsere Beobachtungen austauschen können, schlage ich vor, dass wir uns nach dem vierten Termin wieder hier treffen und die nächsten Ziele und die Aufgabenverteilung miteinander besprechen. Ich werde Jannik ebenfalls zu diesem Gespräch einladen. Sind Sie damit einverstanden?"

Intervention: Es folgt ein Gespräch darüber, wie die Eltern ihrem Sohn ohne eine erneute Eskalation ihre Haltung und Erwartung mitteilen können.

Konzeptioneller Hintergrund: Die Benennung eines ersten Nahziels wie im geschilderten Fallbeispiel (die Eltern sorgen dafür, dass Jannik nicht abhaut, er mich kennenlernt und erfährt, dass seine Eltern Veränderung einfordern) reicht zunächst aus, um mit der Arbeit zu beginnen. Die Eltern haben deutlich darauf hingewiesen, dass die direkte Auseinandersetzung mit dem Pferd für Jannik hilfreich sein würde. Im weiteren Verlauf bilden die Beobachtungen und der Austausch der unterschiedlichen Sichtweisen die Grundlage für die Entwicklung weiterer Nah- und Fernziele. Ohne diese klaren Absprachen und Zielvereinbarungen gäbe es keine Richtung für die Zusammenarbeit. Fehlt solch eine Orientierung, stellt sich bei einigen oder allen Beteiligten häufig Unzufriedenheit ein. Oder aber Maßnahmen ziehen sich über Jahre hin, ohne dass die Beteiligten noch wissen, welcher Sinn zugrunde liegt. Klienten erfahren sich dann als dauerhaft unterstützungsbedürftig und erleben immer weniger, dass sie aus eigener Kraft Ziele erreichen können.

ZUSAMMENFASSUNG

- Die Auftragsklärung zieht sich durch den gesamten Prozess durch und ist immer wieder zu aktualisieren.
- Ohne Klärung des Auftrags erfolgt keine zielorientierte Bearbeitung des Themas des Klienten.
- Im Rahmen der Auftragsklärung überprüft die Pädagogin die Veränderungsbereitschaft des Klienten.
- Zwischen allen Beteiligten muss ein Minimalkonsens erreicht werden, damit mit der Zusammenarbeit begonnen werden kann.
- Klienten, insbesondere Eltern, werden durch das „Wie" der Auftragsklärung klar in ihrer Rollenverantwortung unterstützt.
- Die Pädagogin grenzt die Möglichkeiten des Pferdes, das Anliegen des Klienten zu unterstützen, klar ein.
- Vereinbarte Ziele werden in kleine Schritte unterteilt und sollen positiv gerichtet sein.
- Unrealistische Aufträge werden auf realistische Ziele eingegrenzt.
- Es finden regelmäßig Bilanzgespräche statt, um zu überprüfen, was schon erreicht wurde und welche Anliegen noch offen sind.

8 Die Gestaltung des Settings

Das gewählte Setting (Durchführungsform) gestaltet den äußeren Rahmen der Maßnahme und stellt die gezielte Arbeit am Anliegen des Klienten sicher. Zu den bekanntesten Durchführungsformen zählen:

- Beobachtungen der Pferde auf der Weide
- Putzen/Versorgen des Pferdes
- Arbeit mit dem frei laufenden Pferd
- Führübungen mit dem Pferd
- Sitzen des Klienten auf dem geführten Pferd
- Heilpädagogisches Voltigieren
- Heilpädagogisches Reiten
- Ausritte ins Gelände
- Erlebnispädagogische Projekte

Weitere Differenzierungen entwickeln sich aufgrund der Entscheidung, ob ein Einzel- oder Gruppensetting angeboten wird und in welcher Form das soziale Bezugssystem einbezogen wird.

Literaturtipp

Beschrieben sind einige der Durchführungsformen u. a. in: Kröger 2005; Gäng 2009a; 2009b; 2010; 2011.

Die Auswahl des Settings

Die Pädagogin entscheidet auf der Grundlage ihrer fachlichen Kompetenz, dem Ausbildungsstand des Pferdes und dem Anliegen des Klienten, welchen äußeren Rahmen die Maßnahme bekommt.

Im ersten Schritt prüft sie die ihr zur Verfügung stehenden Ressourcen. Bietet sie dem Klienten ein Setting an, mit dem sie und das Pferd überfordert sind, geraten alle Beteiligten unter Druck. Darüber hinaus hat sie die Notwendigkeit der Zusammenarbeit mit anderen Professionen zu prüfen. Bei Angeboten für Menschen mit komplexen Behinderungen ist es ratsam, einen Physiotherapeuten in die Arbeit miteinzubeziehen, um den körperlichen Einschränkungen der Klienten angemessen Rechnung zu tragen und Gefahren zu minimieren. Für die pädagogische Arbeit mit psychisch erkrankten Menschen kann es notwendig sein, eng mit Ärzten und Psychotherapeuten zusammenzuarbeiten. In diesen Fällen erklärt die Pädagogin dem Klienten die Vorteile der interdisziplinären Zusammenarbeit und bittet um eine Entbindung von der Schweigepflicht.

Damit Klienten ihre Anliegen offen ansprechen und bearbeiten können, muss sichergestellt sein, dass unbeteiligte Dritte weder zusehen noch zuhören. Das gleichzeitige Nutzen der Halle oder des Außenplatzes durch Dritte wird durch klare und verbindliche Absprachen ausgeschlossen. Es versteht sich von selbst, dass beispielsweise das Reiten während des Heilpädagogischen Voltigierens eine Gefahrenquelle darstellt, deren Vermeidung in der Verantwortung der Pädagogin liegt.

Einen nicht zu unterschätzenden Einfluss auf den Prozess hat die Atmosphäre am Stall. Eine übersichtlich strukturierte, saubere und freundlich gestaltete Anlage vermittelt dem Klienten Informationen über die grundlegende Haltung.

Im zweiten Schritt prüft die Pädagogin, welches Setting für die Bearbeitung des Anliegens des Klienten hilfreich ist. Am Pferd müssen sich Situationen ergeben, in denen die Klienten mit ihrem Anliegen und den damit verbundenen Schwierigkeiten konfrontiert werden. Nur so erhalten sie die Gelegenheit zur Auseinandersetzung und zur Erprobung von Lösungen. Wählt die Pädagogin ein Setting zur Sicherstellung harmonischer Stunden aus, in denen Herausforderungen und Schwierigkeiten nicht auftreten, vermeidet sie damit Lern- und Veränderungschancen. Setzt sie eine Helferin ein, sind genaue Absprachen bzgl. der Aufgaben- und Verantwortungsbereiche erforderlich. Damit die Helferin ihre Handlungen gezielt und prozessförderlich gestaltet, muss sie mit den Grundlagen der Arbeitsweise der Pädagogin vertraut sein. Keinesfalls darf die Helferin sich so in Prozesse einschalten, dass die Fokussierung auf das Thema verloren geht oder die Beziehungsgestaltung zwischen Pädagogin, Klient und Pferd insbesondere in Konfliktsituationen von ihr unterbrochen wird.

FALLBEISPIEL

Jannik – Übergang vom Einzelsetting zum Gruppensetting

Begründung des Einzelsettings: Im Erstgespräch schlage ich Janniks Eltern ein Einzelsetting (Putzen des Pferdes, Voltigieren) für ihren Sohn vor. Meine Entscheidung basiert auf der Einschätzung der Eltern, dass ihr Sohn Zeit brauche, um mit mir zu sprechen und sich dadurch auf die Mitarbeit einzulassen. Außerdem haben sie Sorge, dass Jannik abhauen könnte. Bei der Aufgabe, dies zu verhindern, wären die Eltern durch die Anwesenheit weiterer Kinder zusätzlich unter Druck geraten. Zudem hätte ein Gruppenkontext mich bei der Aufgabe, die Eltern zu unterstützen und ihnen Rückmeldungen zu geben, überfordert. Die Interaktionen zwischen den Eltern, Jannik, dem Pferd und mir stehen für mich zunächst im Vordergrund.

Begründung des Settingwechsels – Aufnahme in eine Reitgruppe: Im Bilanzgespräch ergeben sich folgende Informationen:

- Jannik beschäftigt sich gerne mit dem Pferd und will weiterhin kommen.
- Am Pferd zeigt Jannik kaum unangemessene Verhaltensweisen, er kann sein Verhalten gut steuern, wenn er meine volle Aufmerksamkeit hat.
- Jannik und seine Eltern berichten, dass es zu Schwierigkeiten komme, wenn er sich überfordert, missverstanden oder ausgegrenzt fühle und keinen direkten Ansprechpartner habe, der ihn bei einer Lösungssuche unterstütze. Wenn andere Kinder ihn provozierten oder die Lehrer ihn ermahnten, könne er sein Verhalten nicht ausreichend steuern.
- Jannik widerspricht seinen Eltern nicht.

In der Reitgruppe würde Jannik meine Aufmerksamkeit mit den anderen Kindern teilen und sich mit Schwierigkeiten vermehrt ohne sofortige Unterstützung auseinandersetzen müssen, sodass sich bzgl. seines Themas Herausforderungen und Lernchancen ergäben.

Beobachtung und Intervention: Im Unterschied zum Einzelsetting agiert Jannik in der Gruppe unsicherer und zeigt vermehrt auffällige Verhaltensweisen. Das veränderte Setting bietet uns die Gelegenheit, direkt an seinem Thema zu arbeiten. Jannik erlebt Situationen, in denen er die Steuerung seines Verhaltens verliert. Gleichzeitig erhält er zeitnah ein Angebot, Strategien der Eigensteuerung auch unter schwierigen Bedingungen zu erlernen.

Im Prozessverlauf ist eine regelmäßige Überprüfung des Settings erforderlich. Wechselt das Setting häufig und beliebig, verliert der Klient die Orientierung, und das Anknüpfen an bisher gemachte Erfahrungen wird erschwert. Im Rahmen eines vertrauten Ablaufs kann die Pädagogin die Verantwortung für Absprachen und die Erledigung von Aufgaben an den Klienten abgeben. Der Klient wird so in der Entwicklung von Unabhängigkeit – auch von der Pädagogin – unterstützt. Aufgrund der Bedeutung des Beziehungsaspekts wird das eingesetzte Pferd ebenfalls nicht beliebig gewechselt. Äußert der Klient den Wunsch eines Pferdewechsels, ist genau zu hinterfragen, welche Chancen darin liegen und welche Auswirkungen auf die Erreichung des Ziels zu erwarten sind.

Die Pädagogin vereinbart mit dem Klienten regelmäßige Bilanzgespräche, mit dem Ziel, die Zusammenarbeit zu reflektieren und zu besprechen, welche Ziele erreicht wurden oder noch offen sind. Je nach Anliegen ist ein enger oder weiter Abstand zwischen den Gesprächen sinnvoll. So macht es z. B. in der Arbeit mit Kindern mit motorischen Einschränkungen wenig Sinn, nach jeder dritten Stunde am Pferd ein Gespräch anzusetzen. Bei Auffälligkeiten im Verhalten, Eskalationen im Familiensystem oder emotionalen Schwierigkeiten sind Gespräche in kürzeren Abständen für den Austausch über Veränderung jedoch hilfreich. Bewährt hat sich, mit allen Beteiligten zu vereinbaren, dass ein Gespräch auf jeden Fall immer dann stattfindet, wenn einer der Beteiligten, die Pädagogin eingeschlossen, ein Gesprächsanliegen äußert. Gespräche unter Zeitdruck zwischen Tür und Angel sollte die Pädagogin mit dem nicht direkt involvierten Bezugssystem vermeiden. Ein solches Angebot wird häufig für Klagen genutzt, ohne dass Zeit für eine konstruktive Lösungssuche zur Verfügung steht. Wird die Bitte um ein kurzes Gespräch an sie herangetragen, kann sie zurückmelden, dass sie den Gesprächsbedarf wahrnimmt, und vorschlagen, dafür einen Gesprächstermin zu vereinbaren.

Settings in der Arbeit mit Familien am Pferd

Werden Kinder von ihren Eltern als Klienten angemeldet, ist es erforderlich, mit den Eltern die Notwendigkeit der Mitarbeit zu besprechen. Oftmals ist es für Familien einfacher, vor einem Gesprächstermin in der Praxis einen ersten Termin am Pferd wahrzunehmen. Das Kennenlernen am Stall und den ersten Umgang mit dem Pferd nutzt die Pädagogin für Beobachtungen mit dem Fokus auf:

- Interaktionsmuster zwischen den Familienmitgliedern
- Rollenverhalten der einzelnen Familienmitglieder
- kooperative Verhaltensweisen
- Bereitschaft zur Veränderung von Verhaltensweisen
- Themen, die eingebracht werden

Finden regelmäßig gemeinsame Termine am Pferd statt, rückt neben der Beobachtung vermehrt die Aufgabe, Rückmeldungen zu geben und Lösungsideen zu begleiten, in den Vordergrund.

Zur Vorbereitung des Termins sollte die Pädagogin folgende Materialien auf dem Reitplatz oder in der Reithalle bereitlegen:

- Trense, Reitgerte
- Longe, Longierpeitsche
- Voltigiergurt mit Ausbindern, Gurtunterlage, Pad

Zu Beginn erläutert die Pädagogin der Familie den Ablauf der Stunde und legt ihre Aufgabe, Informationen zum Anliegen der Familie zu sammeln, offen. Anschließend putzt sie gemeinsam mit der Familie das Pferd. Sie lässt die Familie dabei weitgehend selbstständig agieren. Erklärungen oder Hilfestellungen gibt sie, wenn dies eingefordert wird oder es für einen gefahrenfreien Umgang mit dem Pferd notwendig ist. Anschließend gehen alle gemeinsam mit dem Pferd auf den Reitplatz oder in die Halle. Dort erklärt sie kurz drei Möglichkeiten, mit dem Pferd zu arbeiten:

- Führen des Pferdes (Schritt, Trab, Anhalten, Rückwärtsrichten)
- Führen des Pferdes während einer oder zwei Familienmitglieder auf dem Pferd sitzen (Kinder führen nicht alleine)
- die Pädagogin longiert das Pferd und die Familienmitglieder können auf dem Pferd einzeln oder zu zweit reiten

Die Pädagogin beobachtet im Entscheidungsprozess der Familie, wie jeder seine Meinung einbringt, wie die Familie Auseinandersetzungen führt und Kompromisse aushandelt. Bei der Umsetzung der Ideen oder Erprobungen von Veränderungen übernimmt sie die Aufgabe, für Sicherheit zu sorgen und Unterstützungsanfragen zu beantworten. Außerdem meldet sie der Familie ihre Beobachtungen zurück, was gut zu klappen scheint und wo sie Schwierigkeiten wahrnimmt, ohne damit schon in ein ausführliches Gespräch einzusteigen. Arbeitet die Familie regelmäßig am Pferd, wird vor Beginn der Stunde besprochen, an welchem Thema die Familie arbeiten will. Am Ende der Stunde holt die Pädagogin von jedem Familienmitglied eine kurze Rückmeldung ein. Oftmals ist das Geschehen am Pferd für alle Beteiligten aufregend und auch anstrengend, sodass die Konzentrationsfähigkeit erschöpft ist. Ein intensiver Austausch über Erfahrungen und Beobachtungen in Bezug auf das Anliegen sollte daher in einem separaten Gespräch stattfinden.

Literaturtipp

Ein ausführliches Fallbeispiel ist nachzulesen bei Urmoneit 2005, 134–144.

Coachingangebote für Eltern nehmen einen immer größeren Raum ein. Gemeinsam gestaltetes Handeln am Pferd bietet viele Möglichkeiten, Eltern zu unterstützen, Kompetenzen im Umgang mit ihren Kindern zu erleben und zu entwickeln.

FALLBEISPIEL

Ein Übungsraum der Verständigung zwischen Leon und seinen Eltern

Ausgangssituation: Leon (4 Jahre) stellt seine Eltern aufgrund einer autistischen Erkrankung vor Herausforderungen. Da Leon positiv auf Tiere reagiert, erhoffen sich die Eltern vom Therapeutischen Reiten eine angemessene Förderung. Im Erstgespräch beschreiben sie, dass es ihnen oft schwerfalle, Leon in seinem Verhalten zu verstehen, und sie sich dann hilflos fühlten. Insbesondere die geringe Bereitschaft ihres Sohnes, mit ihnen in Kontakt zu treten, belaste die Eltern. Ich schlage ihnen vor, dass sie in den Stunden am Pferd mitarbeiten sollten, damit nicht nur Leon profitiere, sondern wir gemeinsam versuchen würden, ihren Sohn besser zu verstehen. Die Eltern entscheiden, dass der Elternteil, der Leon bringt, sich beteiligt. Für das Setting wähle ich das geführte Pferd, ausgestattet mit Trense und Gurt, aus. Erstes Ziel ist: Leon sitzt auf dem von mir geführten Pferd und lässt sich tragen.

Konkrete Situation: Vor den Stunden bespreche ich mit dem begleitenden Elternteil kurz, um welches Thema es gehen soll. Leons Vater wünscht sich mehr Blickkontakt zwischen ihm und Leon. Wir vereinbaren, dass Leon zunächst Zeit bekommt, sich auf dem Pferd einzufinden, und sein Vater dann versucht, Blickkontakt mit seinem Sohn aufzunehmen. Ich werde die Situation beobachten und wir können anschließend Ideen sammeln, die sein Ziel unterstützen könnten.

Beobachtung: Leon sitzt zufrieden auf dem Pferd und lässt sich tragen. Er nimmt von sich aus Blickkontakt mit dem Vater auf, wendet sich jedoch schnell ab. Sein Vater fordert ihn auf, ihn anzusehen. Schaut Leon zu ihm hin, zeigt sein Vater sowohl verbal als auch nonverbal große Freude. Ich bekomme den Eindruck, dass er seinen emotionalen Ausdruck stark betont, um so sicherzustellen, dass Leon seine Freude bemerkt und sich für ihn interessiert. Leon wendet sich jedoch schnell ab. Das Geschehen wiederholt sich einige Male, bis Leon seinen Körper vom Vater wegdreht und nicht mehr bereit ist, ihn anzuschauen.

Intervention: Ich schlage dem Vater ein Experiment vor und bitte ihn, in einem größeren Abstand neben dem Pferd herzugehen und darauf zu warten, dass Leon von sich aus zu ihm schaue. Er solle Leons Blick dann durch ein nur angedeutetes Lächeln und ohne verbale Begleitung beantworten.

Beobachtung: Es dauert einige Minuten, bis Leon auf die Seite seines Vaters schaut. Dem Vater fällt es schwer abzuwarten. Leon lässt seinen Blick für einen kurzen Moment auf dem Vater verweilen und schaut dann wieder weg. Dies wiederholt sich einige Male. Leon wirkt irritiert darüber, dass sein Vater sich anders verhält. In den nächsten zehn Minuten schaut er sechsmal rüber, und jedes Mal hält er den Blickkontakt einige Sekunden länger als beim Mal zuvor. Auf meine Frage, wie er den Kontakt zu seinem Sohn jetzt erlebe, antwortet der Vater: „Ungewohnt und fremd, aber Leon schaut freiwillig länger zu mir."

Elterngespräch: Ich erkläre den Eltern, vor welchem theoretischen Hintergrund (→ Exkurs „Autismus-Spektrum-Störungen") ich meinen Vorschlag ausgewählt habe. So haben sie eine Basis, um ihr Handeln im Alltag bewusst und abgestimmt auf Leon zu gestalten. Die Eltern können meine Erklärung nachvollziehen. Sie melden aber auch zurück, dass es ihnen schwerfallen werde, sich zunächst so in ihrem emotionalen Ausdrucksverhalten einzuschränken. Dennoch nehmen sie sich vor, die Kontaktgestaltung mit Leon sowohl am Pferd als auch im Alltag zu üben. Am Pferd reflektieren wir gemeinsam den Prozess. Nach acht Wochen berichten sie, dass Leon mehr Kontakt suche, den Kontakt länger halte und sich bei Reaktionen der Eltern seltener abwende. Sie erleben dies als ersten kleinen Fortschritt in ihrem Alltag.

EXKURS

Autismus-Spektrum-Störungen

Autismus-Spektrum-Störungen gehen damit einher, dass das Gehirn des Menschen Reize anders oder nur unzureichend verarbeitet. Dadurch entsteht Verunsicherung und Angst. Der Mensch versucht, sich durch die Vermeidung der Reizquelle zu schützen. U.a. sind die Spiegelneuronen unzureichend ausgebildet, sodass das Erkennen und Einordnen der Emotionalität des Gegenübers erheblich erschwert ist. Emotionen anderer Menschen werden daher als bedrohlich erlebt und führen zum Rückzug von lebenden Objekten. Passen die sozialen Bezugspersonen ihr Verhalten nicht an diese Reizverarbeitungsform an, entsteht ein Kreislauf der Vermeidung und des Rückzugs. Leons Vater versucht durch eine Erhöhung seines emotionalen Ausdrucks, Kontakt zu seinem Sohn aufzunehmen. Leon ist damit überfordert, weil er die Reize nicht verarbeiten kann. Um sich zu schützen, wendet er sich ab. Reduziert sein Vater sein emotionales Verhalten stark, kommen weniger bedrohliche Reize bei Leon an. Durch die eintretende Beruhigung kann Leon die minimal vorhandenen Kompetenzen der Reizverarbeitung einsetzen. Dadurch, dass er sich den Situationen nicht mehr entzieht, kann er seine Kompetenzen trainieren und macht Fortschritte in der Kontaktaufnahme. Der Vater kann seinen emotionalen Ausdruck dosiert steigern.

Literaturtipp

Ausführungen zum wissenschaftlichen Forschungsstand der Reizverarbeitung im Gehirn und den Auswirkungen auf die Verhaltensweisen von Menschen mit einer Autismus-Spektrum-Störung sind nachzulesen bei Cozolino 2007.

ZUSAMMENFASSUNG

- Die Auswahl des Settings orientiert sich an:
  - den Kompetenzen der Pädagogin,
  - dem Ausbildungsstand und der Belastbarkeit des Pferdes und
  - dem Anliegen des Klienten.
- Die Pädagogin wählt ein Setting aus, in dem weder sie noch das Pferd überfordert ist, und schafft sich damit einen Freiraum für Beobachtungen und gezielte Interventionen.
- Das ausgewählte Setting rahmt den pädagogischen Prozess und bietet:

  - Orientierung und Sicherheit,
  - Herausforderungen hinsichtlich des Anliegens des Klienten,
  - es reduziert die Komplexität und unterstützt die Fokussierung auf das Thema,
  - es erleichtert das Finden von Anknüpfungspunkten und
  - bietet Schutz vor unbeteiligten Dritten.
- Ein Wechsel des Settings bedarf der fachlichen Begründung.
- Helferinnen erhalten eine klare Beschreibung ihres Aufgaben- und Verantwortungsbereichs.
- Bilanzgespräche mit den Klienten gehören zum festen Bestandteil des Settings.
- In der Arbeit mit Kindern sind für die Erzielung von Veränderungen im Alltag Settings hilfreich, in denen die Eltern aktiv einbezogen werden.

9 Zehn Bausteine der pferdegestützten systemischen Pädagogik

In den vorangegangenen Kapiteln habe ich viele Elemente und Details meines Konzepts beschrieben. Bei einer Reduktion der dargestellten Komplexität ergeben sich zehn Bausteine für die Begleitung von Veränderungsprozessen in pferdegestützten systemischen Angeboten.

Baustein 1: Zusammenarbeit mit dem Pferd

Neben der Sicherstellung einer artgerechten Haltung bildet die Pädagogin das Pferd aufgabenbezogen aus und setzt es seinen Fähigkeiten entsprechend ein. Die Zusammenarbeit mit dem Pferd basiert auf Respekt, einer eindeutigen Kommunikation, dem Gehorsam des Pferdes, der Bewahrung seiner artspezifischen Eigenschaften sowie der Berücksichtigung seines Charakters. Dafür benötigt die Pädagogin eine pferdefachliche und reiterliche Qualifikation.

Baustein 2: Eigenreflexion

Die Pädagogin kennt ihre eigenen Stärken und Schwachpunkte. Sie verfügt über Strategien, gut für sich selber zu sorgen und zu ihrer Arbeit in Distanz zu gehen. Sie hat sich Kompetenzen der Selbstreflexion angeeignet und legt eigene Lernschritte fest, um sich beständig weiterzuentwickeln. Ihr pädagogisches Handeln basiert auf einer Balance zwischen Routine und Offenheit für neue Erfahrungen und Konzepte. Über die Anbindung an Kolleginnen stellt sie einen interdisziplinären Austausch sicher.

Baustein 3: Bezogene Individuation

Das übergeordnete Ziel pädagogischer Angebote ist die Unterstützung der Entwicklung einer bezogenen Individuation. Der Klient entwickelt Kompetenzen, die es ihm ermöglichen, Beziehungen zu anderen konstruktiv zu gestalten und gleichzeitig seine Autonomie zu wahren. Ein tragendes Element in der Entwicklung der bezogenen Individuation ist der Aufbau von Selbstwirksamkeitserleben. Für die Begleitung des Prozesses benötigt die Pädagogin Wissen über die Lebensorganisation des Menschen auf der Ebene der Wahrnehmung, des Denkens, des Fühlens und Sichbewegens. Sie orientiert sich in der Begleitung des Klienten an der Grundannahme, dass der Klient sein Verhalten an seinen Grundbedürfnissen und motivationalen Zielen, die dem Aufbau eines Gefühls der Stimmigkeit dienen, ausrichtet.

Baustein 4: Umgang mit Systemdynamiken

Neben grundlegenden pädagogischen Fähigkeiten und zielgruppenspezifischem Wissen bedarf es der Kompetenzen im Umgang mit Systemdynamiken. Die Pädagogin erkennt den Sinn der Dynamiken für das soziale System und arbeitet die positiven und negativen Auswirkungen heraus. Damit unterstützt sie den Klienten bei der Auswahl seiner Ziele und der Einleitung von Veränderungen. Sie erkennt Einladungen in die Systemdynamik und sorgt im Rahmen der Supervision dafür, sich aus Verstrickungen zu lösen.

Baustein 5: Auftragsklärung

Die Auftragsklärung dient der Herausarbeitung der Fern- und Nahziele des Klienten. Die mitgebrachte Diagnose wird von der Pädagogin auf der Grundlage der Systemdynamik reflektiert und in Ressourcen und Entwicklungsziele übersetzt. Aufträge der Klienten werden als konkrete und überprüfbare Ziele benannt, sodass am Verhalten der Zuwachs an Kompetenzen nachvollziehbar wird. Die Pädagogin strebt innerhalb eines sozialen Systems eine Kompromissbildung hinsichtlich der Zielfindung an. Sie berücksichtigt bei der Auswahl der Ziele die Veränderungsbereitschaft des Bezugssystems und die Begleitung des Transfers in den Alltag.

Baustein 6: Settinggestaltung

Die Pädagogin wählt ein Setting aus, das einen sicheren Rahmen bietet und in dem sich das Anliegen des Klienten abbildet. Es müssen bestätigende und irritierende Impulse möglich sein, damit der Klient sich auf Veränderungsschritte einlassen kann. Damit Veränderungsschritte auf Unterstützung im sozialen System des Klienten treffen, bindet sie wichtige Bezugspersonen in die Arbeit ein.

Baustein 7: Wertorientierte Beziehungsgestaltung

Die Pädagogin handelt klar aus ihrer Rolle heraus und orientiert sich an übergeordneten Werten. Sie bringt der Lebensgeschichte des Klienten Achtung entgegen und wagt gleichzeitig, Bestehendes infrage zu stellen. Sie bringt dabei ihre Wahrnehmungen, Gefühle, Gedanken und Bewegungen sachbezogen ein. Dadurch wird sie für das Gegenüber als Person greifbar und nimmt eine auf den Klienten ausgerichtete präsente Haltung ein. Sie spricht Einladungen in positiv gerichtete Beziehungen aus und widersteht destruktiven und eskalationsfördernden Verhaltensweisen. Grundlegende Themen fokussiert sie so lange beharrlich, bis sich Veränderungsschritte einstellen. Die Beziehungskompetenzen des Klienten dienen ihr als Anknüpfungspunkt für die Gestaltung ihrer Interventionen. In Krisensituationen erhält sie sich ihr inneres Gleichgewicht und ist dadurch stabiler als das System des Klienten. Sie geht temporär in die Führung, rahmt den Veränderungsprozess und unterstützt so die Regulation des emotionalen Befindens.

Baustein 8: Die Wirkfaktoren des Pferdes

Pferde bringen aufgrund ihrer Lebensorganisation viele Gemeinsamkeiten, aber auch Unterschiede in Bezug auf die Lebensorganisation des Menschen mit. Damit diese Ressource im Prozess genutzt wird, fokussiert die Pädagogin auf das Geschehen am Pferd und räumt ihm Raum ein.

Das Verhalten von Pferden wird stark von der sozialen Ausrichtung im Herdenverband geprägt. Sie gestalten ähnlich wie Menschen Resonanzprozesse, um sich mit anderen Pferden abzustimmen. Dabei bringen sie aufgrund der fehlenden kognitiven Kompetenzen und der rein nonverbalen Kommunikationsform weniger destruktive Verhaltensweisen ein. Sie können Rückmeldungen nicht zurückhalten, sich nicht verstellen; sie senden keine widersprüchlichen Botschaften und manipulieren nicht. Pferde reduzieren die Komplexität, indem sie sich ganz auf das Gegenwartsgeschehen einlassen, sodass das Geschehen der Vergangenheit oder Fragen der Zukunft an Bedeutung verlieren. Sie geben dem Menschen eine unmittelbare und eindeutige Rückmeldung zur Zusammenarbeit. Pferde tragen den Menschen; sie geben ihm damit einen Rhythmus vor und fordern Kooperation ein. Sie bieten eine Form der Begegnung an, die in der Interaktion zwischen Menschen in einer so schlichten und dennoch impulsreichen Form kaum möglich ist.

Baustein 9: Interventionsgestaltung

Die Pädagogin gestaltet ihre Interventionen immer auf der Basis des Aufbaus und der Stabilisierung der Beziehung zum Klienten. Außerdem konzentrieren sich ihre Interventionen auf die Unterstützung der Interaktionen zwischen Klient und Pferd. Dabei wechseln sich bestätigende und irritierende Momente ab. Sie wählt ihre Interventionen so aus, dass für den Klienten eine zu bewältigende Herausforderung entsteht und kleine Schritte im Veränderungsprozess möglich sind. Auf dieser Grundlage erarbeitet sie mit dem Klienten einen demokratischen Dialog, in dem Ideen und Standpunkte sachorientiert und beziehungsförderlich ausgetauscht werden. Durch die Handlungsebene am Pferd und die unmittelbare Rückmeldung des Pferdes eröffnet sich für den Klienten ein durch die Interventionen der Pädagogin begleiteter Freiraum des Experimentierens. Auswirkungen von Veränderungen und der Zuwachs an Kompetenzen werden direkt erlebt.

Baustein 10: Reflexion auf der Metaebene

Damit der Klient die am Pferd erarbeiteten Veränderungsschritte und Kompetenzen im Alltag umsetzen kann, begleitet die Pädagogin den Transfer aktiv. Sie lädt den Klienten ein, auf der Metaebene sein Handeln, die Auswirkungen im sozialen Kontext und die sich daraus ergebenden Entwicklungsthemen zu reflektieren. Exemplarisch bietet sie durch die Thematisierung der Frage „Wie arbeiten wir miteinander?“ ein Übungsfeld an, zum eigenen Verhalten in Distanz zu gehen. Dadurch lernt der Klient, seine Fähigkeiten und übergeordneten Kompetenzen bewusst zu verankern.

10 Ausblick

Mit diesem Buch verbinde ich das Anliegen, einen Beitrag zur Etablierung pferdegestützter pädagogischer Angebote insbesondere in den Fachkreisen zu leisten, die die zukünftige Konzeptentwicklung im psychosozialen Bereich maßgeblich bestimmen werden. Um dieses Ziel zu erreichen, ist es notwendig, dass Pädagoginnen ihre Konzepte fachlich fundiert begründen, selbstbewusst vertreten und den Austausch mit anderen Fachgebieten suchen. Darüber hinaus steht die Aufgabe an, für Klienten und Kostenträger eine Transparenz hinsichtlich der fachlichen Qualität sicherzustellen.

Die Begriffe „Reittherapeutin“ bzw. „Reitpädagogin“ sind im Rahmen einer gesetzlichen Qualitätssicherung nicht definiert. Insbesondere der Begriff „Reittherapeutin“ findet zunehmend Verwendung, auch wenn eine reiterliche und therapeutische Qualifikation nicht in ausreichendem Maße vorliegt. Für Klienten und Kostenträger ist oft nicht erkennbar, auf welcher fachlichen Grundlage das Angebot verantwortet wird. Freizeitorientiertes Ponyreiten erhält das Etikett „Therapie“, obwohl nicht einmal Minimalansprüche an eine professionelle Ausbildung und das damit verbundene Wissen vorliegen. Aber auch gut ausgebildete Pädagoginnen erliegen der Versuchung, ihre Arbeit als ein therapeutisches oder psychotherapeutisches Angebot zu deklarieren. Kupper-Heilmann führt hierzu aus: „[...] so liegt die Vermutung nahe, dass dies in einem Minderwertigkeitsgefühl von Pädagogen ‚den Therapeuten‘ gegenüber wurzelt“ (1999, 15).
Das Angebot erscheint aufgewertet, wenn der Begriff der „Therapie“ Verwendung findet – Pädagogik allein wird nicht allzu viel zugetraut (Krawitz 1997). Dabei werden zunehmend mehr Pädagoginnen in therapeutisch definierten Handlungsfeldern wie z. B. Kliniken und therapeutischen Heimeinrichtungen beschäftigt. Ihre Arbeit ist ein wertvoller Beitrag zur psychosozialen Versorgung. Damit Konzepte zum Wohl der Klienten weiterentwickelt werden, bedarf es einer Auseinandersetzung über pädagogische und heilpädagogische Konzepte auf Augenhöhe mit Therapeuten, Psychotherapeuten und Medizinern. Berufspolitische Aspekte oder die Sicherung des alleinigen

Zugangs zu Finanzierungsformen im Gesundheitssystem stehen dem zu häufig im Weg. Fachlich fundierte interdisziplinäre Auseinandersetzungen im Sinne der Verantwortungsübernahme in der Arbeit mit Menschen sind unabdingbar und werden sowohl bei einer strikten berufspolitischen Grenzziehung als auch bei unreflektierter Beliebigkeit vermieden. Genauso wie therapeutische und psychotherapeutische Prozesse pädagogische Elemente im Sinne einer Psychoedukation oder dem Erlernen neuer Fähigkeiten beinhalten, enthält Pädagogik – und insbesondere eine Individualpädagogik – therapeutische Anteile im Sinne der Verarbeitung von Erlebnissen, der Reflexion der eigenen Lebensgeschichte und der Beziehungsgestaltung. Dieser Blickwinkel vergrößert die Bedeutung pädagogischer Angebote und erhöht gleichzeitig die Verantwortung der Pädagogin, ihr Handeln professionell zu gestalten und einer kritischen Reflexion zu unterziehen.

Für die pferdegestützte pädagogische Arbeit ist, ähnlich wie für die Klienten, die Entwicklung einer bezogenen Individuation wünschenswert. Unter Wahrung der Autonomie eine Bezogenheit zu anderen Professionen und Fachgebieten zu gestalten und dabei ein Bewusstsein für die eigenen Kompetenzen und Entwicklungsaufgaben mitzubringen ist für mich das übergeordnete Ziel in der Weiterentwicklung pferdegestützter Konzepte.

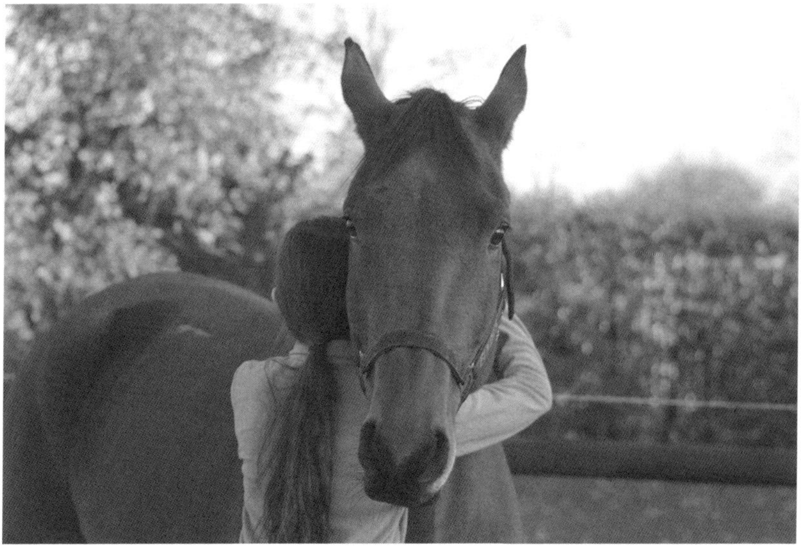

Literatur

Aarts, M. (2009): Marte Meo. Ein Handbuch. Aarts Productions, Eindhoven

Aarts, M. (2005): Von der Botschaft hinter den Problemen. In: Hawellek, Ch., von Schlippe, A. (Hrsg.), 37–55

Aarts, M., Sirringhaus-Bünder, A., Hawellek, Ch., Bünder, P. (2001): Die Kraft entwicklungsfördernder Dialoge. Das Marte Meo Modell im Praxisfeld Erziehungsberatung. In: von Schlippe, A., Lösche, G., Hawellek, Ch. (Hrsg.): Frühkindliche Lebenswelten und Erziehungsberatung – Die Chancen des Anfangs. Votum Verlag, Münster, 104–120

Baum, D. (2005): Handlungsorientierung in der Arbeit mit psychisch kranken Menschen. In: Kröger, A. (Hrsg.): Partnerschaftlich miteinander umgehen. 2. Aufl. FN Verlag, Warendorf, 238–263

Bauer, J. (2006): Warum ich fühle, was du fühlst. 10. Aufl. Heyne Verlag, Hamburg

Bley, M. (2002): Wie fühlt es sich an, ein Pferd zu sein? Zur Frage des Bewusstseins von Pferden: Sinnesleistungen, Emotionen, Motivation, Kognition. In: Hanneder, S. (Hrsg.): Mensch und Pferd – Neue Aspekte einer alten Beziehung. Förderverein Mensch und Tier e.V., Berlin, 15–59

Bowlby, J. (2010): Frühe Bindung und kindliche Entwicklung. Ernst Reinhardt, München/Basel

Brockmann, R. (2002): Anthropomorphisierung und Du-Evidenz in der Mensch-Tier-Begegnung. In: Hanneder, S. (Hrsg.): Mensch und Pferd – Neue Aspekte einer alten Beziehung. Förderverein Mensch und Tier e.V., Berlin, 129–146

Bünder, P., Sirringhaus-Bünder, A., Helfer, A. (2010): Lehrbuch der Marte-Meo-Methode. Entwicklungsförderung mit Videounterstützung. Vandenhoeck & Ruprecht, Göttingen

Burr, W. (2002): Schau mal, was schon da ist! Ressourcenfocussierende Diagnostik. In: Vogt-Hillmann, M., Burr, W. (Hrsg.): Kinderleichte Lösungen. 4. Aufl. Verlag modernes Lernen, Dortmund, 31–45

Cecchin, G., Lane, G., Ray, W. A. (1996): Respektlosigkeit. 2. Aufl. Carl Auer Verlag, Heidelberg

Ciompi, L. (2005): Die emotionalen Grundlagen des Denkens. 3. Aufl. Vandenhoeck & Ruprecht, Göttingen

Ciompi, L. (1998): Die affektiven Grundlagen des Denkens – Kommunikation und Psychotherapie aus der Sicht der fraktalen Affektlogik. In: Hildenbrand, B., Welter-Enderlin, R., (Hrsg.), 77–100

Cozolino, L. (2007): Die Neurobiologie menschlicher Beziehungen. VAK Verlag, Kirchzarten

Dietz, Th., Harrer, M. E., Weiss, H. (2010): Das Achtsamkeitsbuch. 4. Aufl. Klett-Cotta, Stuttgart

DKThR (Hrsg.) (2005a): Die Arbeit mit dem Pferd in Psychiatrie und Psychotherapie. 3. Aufl. Sonderheft, Warendorf

DKThR (Hrsg.) (2005b): Heilpädagogisches Voltigieren und Reiten – Grundlagen. 3. Aufl. FN Verlag, Warendorf

DKThR (Hrsg.) (2005c): Heilpädagogisches Voltigieren und Reiten – Spezielle Aufgabenfelder. FN Verlag, Warendorf

FAPP/DKThR (Hrsg.)(2005): Psychotherapie mit dem Pferd. FN Verlag, Warendorf

Fuchs, Th. (2009): Das Gehirn – ein Beziehungsorgan. 2. Aufl. Kohlhammer, Stuttgart

Gäng, M. (Hrsg.) (2011): Erlebnispädagogik mit dem Pferd. 3. Aufl. Ernst Reinhardt Verlag, München/Basel

Gäng, M. (Hrsg.) (2010): Heilpädagogisches Reiten und Voltigieren. 6. Aufl. Ernst Reinhardt Verlag, München/Basel

Gäng, M. (Hrsg.) (2009a): Ausbildung und Praxisfelder im Heilpädagogischen Reiten und Voltigieren. 4. Aufl. Ernst Reinhardt Verlag, München/Basel

Gäng, M. (Hrsg.) (2009b): Reittherapie. 2. Aufl. Ernst Reinhardt Verlag, München/Basel

Gammer, C. (2007): Die Stimme des Kindes in der Familientherapie. Carl Auer Verlag, Heidelberg

Grawe, K. (2004): Neuropsychotherapie. Hogrefe Verlag, Göttingen

Greenspan, St. (2008): Starke Kinder. Beltz Verlag, Weinheim/Basel

Groth, B. (2005): Vom Getragenwerden zum Dialog. In: FAPP/DKThR (Hrsg.), 39–51

Gussone, B., Schiepek, G. (2000): Die „Sorge um sich". dgvt-Verlag, Tübingen

Hawellek, Ch., von Schlippe, A. (Hrsg.) (2005): Entwicklung unterstützen – Unterstützung entwickeln. Systemisches Coaching nach dem Marte-Meo-Modell. Vandenhoeck & Ruprecht, Göttingen

Hildenbrand, B., Welter-Enderlin, R. (1998): Gefühle und Systeme. Carl Auer Verlag, Heidelberg

Hölscher-Regener, R. (2011): Aspekte selbständiger beruflicher Existenz im Heilpädagogischen Voltigieren und Reiten. Selbstverlag, Dortmund

Hüther, G. (2009): Biologie der Angst. 9. Aufl. Vandenhoeck & Ruprecht, Göttingen

Hüther, G. (2007): Was Kinder brauchen – Neue Erkenntnisse aus der Hirnforschung. DVD. Auditorium Netzwerk, Müllheim/Baden

Jenzer, M. (2009): Das Pferd im Heilpädagogischen Reiten. In: Gäng, M. (2009a) (Hrsg.), 36–50

Kepner, J. I. (2005): Körperprozesse. 5. Aufl. EHP Andreas Kohlhage Verlag, Bergisch Gladbach

Kindl-Beilfuß, C. (2011): Fragen können wie Küsse schmecken. 3. Aufl. Carl Auer Verlag, Heidelberg

Klüwer, C. (2005): Die spezifischen Wirkungen des Pferdes in den Bereichen des Therapeutischen Reitens. In: DKThR (2005b) (Hrsg.), 5–11

Krawitz, R. (1997): Pädagogik statt Therapie. 3. Aufl. Klinkhardt Verlag, Bad Heilbrunn

Kröger, A. (2005): Menschliche Interaktion in sachorientierter Partnerschaft – Theorie und Praxis. In: Kröger, A. (Hrsg.): Partnerschaftlich miteinander umgehen. 2. Aufl. FN Verlag, Warendorf, 30–51

Kupper-Heilmann, S. (1999): Getragenwerden und Einflußnehmen. 2. Aufl. Psychosozialverlag, Gießen

Lehmann, C. (2009): Bausteine Dressurreiten: Trainingswege Schritt für Schritt. 2. Aufl. Müller Rüschlikon, Stuttgart

Levold, T. (1998): Affektive Kommunikation und systemische Therapie. In: Hildenbrand, B., Welter-Enderlin, R. (Hrsg.), 18–51

Ludewig, K. (1998): Emotionen in der systemischen Therapie – eine Herausforderung an die klinische Theorie? In: Hildenbrand, B., Welter-Enderlin, R. (Hrsg.), 52–76

Manteufel, A. (2011): Sinn-Bilder – Wie wird in Psychotherapien über Sinn gesprochen? Systhema 25(2), 108–117

Mehlem, M. (2005): Angst und Pferde – Wege zur Bewältigung und Integration von Ängsten mit Hilfe der Pferde. In: FAPP/DKThR (Hrsg.), 20–37

Meyners, E., Müller, H., Niemann, K. (2011): Reiten als Dialog. Franckh-Kosmos Verlag, Stuttgart

Moll, G., Dawirs, R., Niescken, S. (2006): Hallo, hier spricht mein Gehirn. Beltz Verlag, Weinheim/Basel

Olbrich, E., Otterstedt, C. (Hrsg.) (2003): Menschen brauchen Tiere. Franckh-Kosmos Verlag, Stuttgart

Omer, H., von Schlippe, A. (2010): Stärke statt Macht. Neue Autorität in Familie, Schule und Gemeinde. Vandenhoeck & Ruprecht, Göttingen

Omer, H., von Schlippe, A. (2005): Autorität durch Beziehung. Die Praxis des gewaltlosen Widerstands in der Erziehung. Vandenhoeck & Ruprecht, Göttingen

Omer, H., von Schlippe, A. (2002): Autorität ohne Gewalt. Coaching von Eltern von Kindern mit Verhaltensproblemen. Vandenhoeck & Ruprecht, Göttingen

Pauel, C. (2005): Handlungsorientierung im Heilpädagogischen Reiten. In: Kröger, A. (Hrsg.): Partnerschaftlich miteinander umgehen. 2. Aufl. FN Verlag, Warendorf, 156–200

Pietrzak, I.-M. (2007): Kinder mit Pferden stark machen. Cadamos Verlag, Brunsbek

Pocai, M. (2002): Die leiblich-räumliche Struktur des Verhältnisses von Pferd und Reiter. In: Hanneder, S. (Hrsg.): Mensch und Pferd – Neue Aspekte einer alten Beziehung. Förderverein Mensch und Tier e.V., Berlin, 147–172

Prothmann, A. (2008): Tiergestützte Kinderpsychotherapie. 2. Aufl. Peter Lang Verlag, Frankfurt/M.

Rosemann, H. (2006): Voltigierer und Pferde spielend motivieren. FN Verlag, Warendorf

Rothschild, B. (2002): Der Körper erinnert sich. Synthesis Verlag, Essen

Rotthaus, W. (2010): Allmacht der TherapeutIn oder Trennung der Verantwortungsbereiche im therapeutischen System? In: Keller, Th., Greve, N. (Hrsg.): Systemische Praxis in der Psychiatrie. Carl Auer Verlag, Heidelberg, 62–73

Satir, V. (2002): Selbstwert und Kommunikation. 15. Aufl. Pfeiffer bei Klett-Cotta Verlag, Stuttgart

Scheidhacker, M. (2010): Der Pferde-Komplex – über die psychodynamische Bedeutung von Pferden in der Therapie. mensch & pferd international 4, 136–144

Schleifenbaum, T. (2011): Marte Meo. mensch & pferd international 4, 168–176

Schleifenbaum, T. (2010): Die Marte-Meo-Methode als besondere Art der Förderung im Heilpädagogischen Voltigieren und Reiten. Diplomica Verlag, Hamburg

Schmid, B., Gérard, Ch. (2008): Intuition und Professionalität. Carl Auer Verlag, Heidelberg

Schmidt, G. (2010): Einführung in die hypnosystemische Therapie und Beratung. 3. Aufl. Carl Auer Verlag, Heidelberg

Schulz, M. (2005): Heilpädagogische Arbeit mit und auf dem Pferd. In: Kröger, A. (Hrsg.): Partnerschaftlich miteinander umgehen. 2. Aufl. FN Verlag, Warendorf, 18–29

Schweitzer, J., von Schlippe, A. (2006): Lehrbuch der systemischen Therapie und Beratung II. Vandenhoeck & Ruprecht, Göttingen

Schweitzer, J., von Schlippe, A. (1998): Lehrbuch der systemischen Therapie und Beratung. 5. Aufl. Vandenhoeck & Ruprecht, Göttingen

Siegel, D. J. (2007): Das achtsame Gehirn. Arbor Verlag, Freiamt

Solmaz, E. (2010): Bindung und Beziehung – Ein wesentlicher Bestandteil der reitpädagogischen Praxis. mensch & pferd international 1, 11–19

Stierlin, H. (2003): Die Demokratisierung der Psychotherapie. Klett Cotta, Stuttgart

Tembrock, G. (2002): Mensch und Tier aus verhaltensbiologischer Sicht. In: Hanneder, S. (Hrsg.): Mensch und Pferd – Neue Aspekte einer alten Beziehung. Förderverein Mensch und Tier e.V., Berlin, 95–110

Urmoneit, I. (2005): Systemische Familientherapie am Pferd. In: FAPP/DKThR (Hrsg.), 134–144

Vernooij, M. A., Schneider, S. (2008): Handbuch der Tiergestützten Interventionen. Quelle & Meyer Verlag, Wiebelsheim

Welter-Enderlin, R. (1998): Das Dreieck nach der Geburt des ersten Kindes aktiviert alte Verstrickungen. In: Hildenbrand, B., Welter-Enderlin, R. (Hrsg.), 240–256

Wienands, A. (2010): Einführung in die körperorientierte systemische Therapie. Carl Auer Verlag, Heidelberg

Übersicht über die Fallbeispiele

Kinder mit sozial/emotional auffälligem Verhalten:

- Christin – 10-jähriges Mädchen, das sich den Anweisungen von Erwachsenen widersetzt 113, 115
- Daniel – 11-jähriger emotional instabiler Junge mit geringer Frustrationstoleranz 83ff, 110f, 131
- Jannik – 10-jähriger Junge mit auffälligem Sozialverhalten 99f, 164ff, 175f
- Martin – 7-jähriger Junge, der eine schwierige Beziehung zu seinem Vater hat 135f
- Nils – 4-jähriger Junge mit Auffälligkeiten im Sozialverhalten 43f
- Peter – 9-jähriger Junge, der sich den Regeln widersetzt 104ff
- Petra – 13-jähriges Mädchen, das aus jeder Alltagssituation ein Drama macht 143f
- Sven – 8-jähriger Junge, der aggressives Verhalten zeigt 60ff

Kinder mit Entwicklungsstörungen, motorischen Auffälligkeiten und Hyperaktivität

- Felix – 5-jähriger Junge mit Entwicklungsstörungen 19, 22, 23f, 27, 28f, 32, 33
- Jan – 7-jähriger Junge, der seine Bewegungen beim Voltigieren erst langsam auf das Pferd abstimmen muss 121f, 157
- Jens – 8-jähriger Junge mit Konzentrationsschwäche und Bewegungsdrang 70
- Leon – 4-jähriger Junge mit Autismus-Spektrum-Störung 178f
- Ralf – 4-jähriger Junge mit Verdacht auf ADHS 47ff

Erwachsene mit Beratungsanliegen

- Frau L. – unsichere Frau (32 Jahre), die an einem besseren Körpergefühl arbeiten möchte 78f, 140f
- Frau W. – zweifache Mutter (35 Jahre) mit mangelndem Selbstbewusstsein und fehlender Durchsetzungskraft 52ff, 139, 155
- Gregor – 64-jähriger Mann mit Herzproblemen, der glaubt, seine Führungsqualitäten verloren zu haben 118, 119f

Erwachsene mit psychischen Erkrankungen

- Frau G. – 26-jährige Frau, die an einer Psychose erkrankt ist 73f, 132f, 150f
- Herr P. – psychisch erkrankter junger Mann (28 Jahre), der Blickkontakt und Ansprache schwer ertragen kann 152ff, 155

Pferdeausbildung

- Umgang mit körperlichen Einschränkungen eines 7-jährigen Pferdes 41

Sachwortregister

Leseprobe aus

Andrea Beetz / Meike Heyer: Leseförderung mit Hund

6.1 Mögliche Effekte des Hundes beim Lesenlernen

Bevor die verschiedenen Formen des Lesens mit Hund im Detail vorgestellt werden, möchten wir zuerst mögliche positive Effekte eines Hundes im Rahmen des Leselernprozesses zusammenfassen. Das Lesen mit Hund fördert meist Aspekte, die auch beim alltäglichen Lesenlernen von Bedeutung sind.

Da das Lesen mit Hund noch relativ wenig wissenschaftlich untersucht wurde (Kap. 7), sind viele der Effekte jedoch noch nicht direkt im Hinblick auf die Förderung der Lesekompetenz belegt. Man kann also augenblicklich nur sagen, dass ein „Mehrwert" des Hundes im Leselernprozess aufgrund der bisherigen Forschung und Theorien wahrscheinlich ist.

Lesen mit Hund geschieht immer in einem sozialen Kontext. Liest ein Kind alleine einem Hund vor, so dient der Hund v. a. als direkter Sozialpartner, der das Kind in der Regel bedingungslos akzeptiert und diesem wertfrei zuhört. Bei der Anleitung durch Ehrenamtliche oder Lehrkräfte fördert der Hund zudem Vertrauen und positive Bezugnahme zwischen Kind und Erwachsenem. Direkt und indirekt schafft der Hund also einen positiven sozialen Kontext, der wiederum für gute Exekutive Funktionen und Lernen notwendig ist. Beim Austausch über den Text oder Fragen kann der Hund zudem die Kommunikation des Kindes positiv beeinflussen, da er als sozialer Katalysator generell Kommunikation fördert.

Ist Lesen beim Kind schon negativ besetzt oder hat es Angst, sich vor anderen in der Gruppenförderung oder auch vor dem Erwachsenen zu blamieren, ist der Hund als sozialer Katalysator und Motivator umso wertvoller. Zudem kann der Kontakt mit ihm aktiv Angst und Stress reduzieren. Eine angstfreie Atmosphäre und eine mittlere „Stressdosis" bzw. eine optimale Aktivierung sind wesentliche Voraussetzungen, um effektiv lernen zu können.

Etwas üben zu müssen, bei dem man bereits Misserfolge erlebt hat und im sozialen Vergleich schlecht abschneidet, drückt zumeist die Stimmung. Hier kann der Hund als Stimmungsaufheller deutlich zur Verbesserung der Lesesituation beitragen. Eine positive Stimmung und Atmosphäre sind Grundvoraussetzungen für effektives Lernen (Bauer 2007).

Konzentration und Aufmerksamkeit lassen sich wahrscheinlich dadurch verbessern, dass der Hund als soziale Unterstützung wahrgenommen und weniger Stressbelastung erlebt wird. Auch ist wahrscheinlich, dass durch das Streicheln des Hundes das Oxytozin-System aktiviert wird, welches wiederum die Aufmerksamkeit und Konzentration des Kindes in der Anforderungssituation des Lesenübens unterstützt.

Darüber hinaus verbessert bei vielen Kindern und Jugendlichen die Interaktion mit dem Hund die Lesemotivation. Wenn Kinder mit geringer Lesekompetenz und einer schlechten Lesesozialisation normalerweise lesen, erfolgt dies eher im kalten Modus der Zielverfolgung. Das Lesen wird nur durch äußere Anforderungen etwa durch die Aufforderung des Lehrers (explizite Motive) angestoßen. Es ist angestrengt und erfolgt eher, um negative Konsequenzen (schlechte Noten etc.) zu vermeiden, anstatt wirklich Freude zu bereiten. Oft ist es daher schwer, Kinder, die viele Misserfolge erlebt und so ein negatives Selbstkonzept entwickelt haben, für die Leseförderung zu begeistern. Ist ein Hund im Spiel, dann ist aufgrund der Biophilie anzunehmen, dass das Kind den eigenen Wunsch (implizite Motive) entwickelt, dem Hund vorzulesen. Werden implizite Motive angestoßen, dann wird der heiße Modus der Zielverfolgung aktiviert. Dann ist das Erfahrungssystem involviert, positive Gefühle und eine intrinsische Motivation entstehen. Dies führt im Vergleich zur „verordneten Leseübung" zu einer gesteigerten Motivation und einem größeren Engagement (Wohlfarth et al. i. V.). Leselernhunde sind, neben vielen anderen Konzepten, eine Möglichkeit, Kinder zum Lesen zu motivieren. Zu beachten ist jedoch, dass nicht allein der Hund Kinder mit wenig Lesemotivation motivieren kann. Die Motivation hängt wesentlich auch von der Persönlichkeit und Herangehensweise der pädagogischen Fachkraft ab.

Leseprobe

Leseprobe (S. 63 – S. 65) aus:

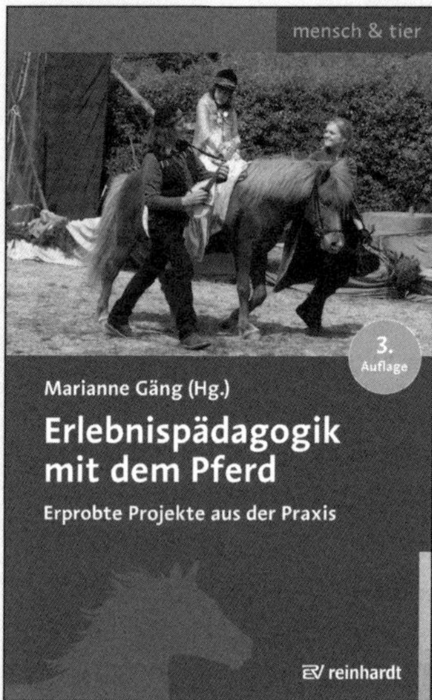
mensch & tier
3. Auflage
Marianne Gäng (Hg.)
Erlebnispädagogik mit dem Pferd
Erprobte Projekte aus der Praxis
reinhardt